U0038090

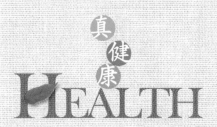
真健康 HEALTH

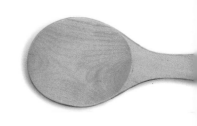

安心吃
放心用

權威環境毒物專家
教你輕鬆打造無毒生活

特聘教授 **李俊璋**／著

積極避毒才是
降低暴露量的有效方法

台灣大學食品科技研究所名譽教授 / **孫璐西**

　　過去七、八年來，台灣食安事件層出不窮，引起社會不小恐慌，細數之下，過往食安事件多為浮濫添加工業用品、使用劣質食品原料或販售過期食品等屬於食品安全管理之類。令大家記憶猶新的事件，如二〇〇八年中國三聚氰胺污染奶粉，引起台灣奶粉、即溶玉米濃湯出現食安危機、二〇一一年爆發將工業用塑化劑用於合法起雲劑做為添加物，導致飲料、果汁、果凍、益生菌受到污染、二〇一四年頂新公司出品以劣質原料製造的豬油，含銅葉綠素之攪假橄欖油，影響國人健康。但最近引發的新食安事件，如戴奧辛雞蛋、芬普尼雞蛋已經跳脫製造、添加的食安管理範疇，屬於環境化學物質污染，顯見台灣環境充斥各種有毒化學物，已威脅到國人飲食安全及健康。

法令制定無法確保個人體內毒物的減少

　　本書作者與我研究的領域不同，李教授是環境毒物、環境醫學的知名學者，但食品科學與環境毒物兩個研究領域皆有保護環

境、維護民眾健康的共通點，經常需要跨界合作，切磋意見，提出與國際接軌，符合產業需求的管理法令，以保障民眾健康。

透過政府法令所進行的管理，是一種風險管理，避免人體承受的化學物質暴露過量，但是政府訂定的各種法令並無法做到確保個人體內毒物的減少，難道就沒有比風險管理更積極的做法？看到《安心吃、放心用，權威環境毒物專家教你輕鬆打造無毒生活》中有許多李教授個人避毒良方，我很欣慰，這是降低個人身體毒素的積極管理之道。

積極管理降低毒物攝入才是有效避毒之道

我們都知道環境毒物多不可勝數，必須透過有效控管，只是掛一漏萬，無法百分百符合的非法情事會持續發生，何況體內毒物暴露量升高又常與個人飲食、生活習慣有關，唯有從個人管理做起，才是降低與毒共存的根本之道。作者教導讀者必須先行了解毒物面貌、毒物來源，以及毒物與飲食、生活的關聯性，就會有意願將避毒之事當作生活重心，隨時隨地留意。更重要的是，他在書中，不斷提醒我們一定要改變習慣，就像以前我們認為使用紙杯、紙餐盒是可以降低共用餐具引起肝炎致病風險，鼓勵大家使用；現在發現紙容器的內膜多半會塗上一層防潮塑化劑，一遇到高溫就會釋出，長期使用會累積塑化劑，所以要降低或不用紙容器習慣，養成隨身攜帶環保餐盒、保溫瓶習慣。另外有不少愛美的女性朋友，喜歡塗抹香氛味用品，覺得有調和情緒作用，

只是為了防止香氣逸散，裡面會添加塑化劑，所以作者提出不少顧及健康的積極做法，值得讀者好好詳讀。

　　環境中充斥各種毒物，最好保護自身的方式，應該是先行具備認識毒物、分辨毒物隱身何處的能力。接著是懂得辨認哪些是遠離毒素的好習慣，哪些是會讓毒素入侵的壞習慣，再積極改正，才能避免毒物入侵傷害身體，至於習慣做法，這本書中皆有詳盡的介紹，閱讀多遍以後，就會讀出個人避毒心得。

越懂毒素變身面貌，
避毒就越徹底

國家衛生研究院環境醫學研究所所長 / **郭育良**

現代人有越來越多的問題與環境毒素相關，只是一般人尚未覺察或忽略兩者之間的相互關聯性。

環境毒物影響健康超乎想像

如果有人提出結婚多年的夫妻生不出孩子，部分原因和男方常喝塑膠杯裝飲料有關，你會相信嗎？一般人普遍觀念會怪罪女方，認為是有輸卵管、子宮疾病問題，哪有可能是男方？更何況是常喝塑膠杯飲料所引起，所以不相信的人非常多，只是這個觀念目前必須調整。

再換個場景，如果你是一位家長，突然發現八歲以下的小男孩怎麼長了鬍鬚、陰莖變大，或是小女孩長了恥毛、初經來潮，應該慌亂無序，急切想弄懂是怎麼回事？過去觀念是高油脂飲食或吃了容易殘留生長激素的雞屁股、水果造成，擾亂內分泌調控機制，所以家長會刻意調整飲食內容，這個做法同樣需要調整。

我們再來檢視發生率居高不下的肺癌率。如果請問誰比較不

容易罹患肺癌，是抽菸的人，還是不抽菸的人？相信大家一定會選有抽菸的人，吸菸容易罹患肺癌眾所皆知，但是一般人比較不能理解，不抽菸、很少下廚接觸油煙的人，為什麼也會得到肺癌？

　　以上三個需要調整的觀念，看似關聯性不大，但最終結論均指向環境毒物的議題。這就是本書作者李俊璋教授撰寫本書的用意，透過言簡意賅的內容，將其多年研究心得，讓讀者了解環境毒素如何變身成為生活小物的面貌及途徑，長期喝塑膠杯、紙杯裝的飲料、熱食，盛裝容器就含有塑化劑，藉著喝飲料、吃餐的行為輕易進入體內，嚴重影響我們身心，甚至戕害到子孫繁衍的孕育，男性精液品質越來越劣質化，提高不孕症就是佐證之一；不到八歲大的女童，因頻繁使用含有香味（塑化劑當作定香劑）的衛生用品洗澡、洗頭，體內累積的塑化劑之高，已達催化第二性徵的劑量；即使不抽菸、不接觸油煙，長期受到二、三手菸及飄浮空氣中的懸浮微粒、氮氧化物、戴奧辛等毒物污染，染患肺癌的機率依然很高。

及早避毒降低毒物近身機會

　　我與本書作者李俊璋教授熟識多年，深知他對長期投入環境醫學研究的用心，不僅關心人與環境的關係，更憂心人工合成化學物質節制的濫用，形成環境污染物，對人體健康產生長期的無形傷害。提到環境毒物，一般人不樂於與之親近，很高興李教授

用生動的文字解析難懂的毒物，讓讀者了解毒素如何變身，更令我會心一笑的是，他將個人平常避毒的好方法與讀者分享，像他隨身會攜帶兩個保溫瓶，避免使用到紙杯，也不染頭髮，不讓人工化學合成物接觸身體，以及諸多身體力行、簡單易行做法，都是讀者可以輕易取用，只要願意做，就可以降低毒素近身機會。

《安心吃、放心用，權威環境毒物專家教你輕鬆打造無毒生活》是一本讓你輕易認識環境毒素面貌的科普書，閱讀之後，讀者應該會懂得如果一直害怕毒素近身，還不如提高個人自覺度，自可以降低毒素入侵，免於毒害的威脅。

避毒才能有效降低暴露量

國立成功大學校長‧環境醫學研究所特聘教授 / **蘇慧貞**

環境毒物是一門新興科學，很多民眾聽聞「毒物」二字，表情不免嚴肅起來，加上近年環境毒物及食品安全事件層出不窮，更流露出恐慌心緒，質疑把關者是否怠忽監控管理之職。

關於什麼是毒物，以及毒物對身體的傷害，從古至今已有很多解釋，本書中作者也有引用毒理學之父帕拉塞爾斯（Paracelsus, 西元1493-1541）對毒物的定義：「所有物質都是毒物；沒有一樣物質不是毒物，只有正確的劑量才能區分毒物與良藥（All things are poison and nothing is without poison. Only the dose permits something not to be poisonous.）。」顯示物質達到一定劑量或過量暴露時，可能會出現化學反應或其他機轉對人體產生不良影響。

我與作者長年共事，參與環境毒物研究數十年，對於他長期呼籲重視暴露量的累積，以及他個人本身就是一名避毒實踐者，深感佩服。我們非常清楚地球上的環境毒物何其多，自然界中本來就存在各式各樣天然毒素，又加上工商業發展下的人工化學物質，有些毒物可以觀察及了解，可以與之保持距離，避免受到毒害，有些毒物卻隱身生活之中，甚至以零距離之姿與毒共舞，我們卻渾然不覺，更令人懊惱的是，等到暴露量超過身體負荷，出

現疾病症狀時，卻常常查不出犯病的原因安在。

　　長期監控、管理及處理環境中的毒物，避免讓民眾生活在充斥各種有毒化學物質的環境中，政府責無旁貸，必須有一套長遠預防及有效管理措施，但我更為關注個人避毒做法，這才是根本降低暴露毒物之道，拜讀《安心吃、放心用，權威環境毒物專家教你輕鬆打造無毒生活》後，我豎起大拇指，因為這是一本務實好書，作者不僅深入淺出解析毒物隱身面貌，提醒讀者必須提高個人覺察度，追蹤毒物藏身何處，更重要的是無私分享個人避毒習慣，尤其是看到作者為了維護浴室不長黴菌，請水電工師傅將抽風機與電燈開關採獨立作業系統的內容後，值得我大力推薦，台灣地處潮濕環境，浴室很容易滋生黴菌，是不少人的煩惱，作者提供的獨立作業系統，就可以輕鬆解決防止黴菌蔓延困擾，降低黴害，實在很有智慧。目前居家浴室燈座及通風開關是同一個系統，可是改成獨立開關系統後，通風設備得以繼續運作，直到環境乾燥再關掉。

　　與其對環境毒物流露恐慌情緒，我建議不如好好研讀這本書，逐一了解毒物的真實長相，以及隱身的面貌，就不會誤入毒害險境，另外跟著作者腳步學習避毒做法，就可以為自己健康多盡一分心力。

自序

破除對毒物恐懼，提升辨識毒物能力，你就會透過自我察覺方式降低毒物暴露量

「毒」這個字，始終與「有害」相關。《說文解字》的「毒」是「厚也，害人之草，往往而生」，是指有濃厚成分的害人植物，而且到處生長。《黃帝內經》是中國最早的中醫典籍，在《素問》篇中有一段「毒藥攻邪，五穀為養，五果為助，五畜為益、五菜為充」，穀物、水果、家畜肉類都是對身體有用的食物，至於「毒藥」是指藥草，因具有偏性，不能當作一般食物天天食用，卻可以治療疾病。演進到現代，毒的變化令人咋舌，非但超過我們的認知，而且以百變姿態，與我們日常生活緊密綁在一起，更麻煩的是，會讓毒入侵身體、長期駐留體內的凶手，很多因素是來自個人不察、不覺的習慣造成。

除了注重黑心添加物以外，你更需重視毒物暴露量的累積

近年來連續爆發不少黑心食物添加物的食物安全事件，焦點幾乎都放在無良商人違法添加層次，似乎合法添加後，對身體的危害就會降到最低。依據我長期研究環境毒物心得，合法添加是基本保障，畢竟身體對於毒素是有承受度，透過代謝機制，是可

以維持身體的健康。但是我更在乎的是暴露量累積，並沒有太多的著墨及說明，這是觸動我想要出版這本書的初衷，希望透過一本避毒書籍，讓大家更為重視毒物暴露量的累積，不要輕忽任何微量毒物的攝入。

在一般人的觀念裡，毒常與有害畫上等號，所以聽到毒這個字，常是退避三舍，不敢、不願親近。在我撰寫本書過程中，已感受到這股壓力，出版社編輯群不時透露這是要給一般讀者看的書籍，內容需淺易，文筆宜柔軟，務必貼近讀者理解能力。編輯用的是軟語訴求，仍然反映出一般人對毒的恐懼。這是書寫過程中的另一個插曲，反而督促我更需用心完成本書的信念，

如果因為害怕毒，不願意提升辨識毒物的能力，就可能被隱藏在生活中的毒一路矇騙下去，所以必須破除恐懼，用耐心、關心的態度，一頁一頁認識各種毒物。至於文筆的柔軟性就交由編輯群處理，我深信他們的專業能力。

體內毒物暴露量有一個安全限值，不要輕易越過

我要強調的暴露量，有一個很重要的觀念，那就是安全限值，它是一個「臨界點」。我們的身體是有能力、有完備機制可以處理不需要的廢物、殘渣及毒素，透過排汗、體液、尿液、糞便排出體外，但是處理數量有一定的容量及界限，身體會有一個臨界點的上限，如果毒素累積達到臨界點，超出安全限值時，就會出現各種干擾、異常現象，包含疾病。

曾經有人問我，什麼是臨界點？我怎麼會知道已經快到達臨界點？

　　我舉了一個生活經驗。曾經報導過有一個阿嬤，認為深海魚含有很多DHA、不飽和脂肪酸，於是，三天兩頭找同一個魚販買大型深海魚給孫子吃，結果孫子的行動及生長發育越來越遲緩，智力也降低了，到醫院一檢查發現血液中甲基汞之含量，遠遠超出世界衛生組織所訂定之安全限值，這讓我們了解適量是很重要的，同時分散風險也是很重要的。從這個案例，可以清楚看到什麼是臨界點，喜歡的食物越吃越多，累積只要一超過臨界點，就是讓毒物在體內「非法居留」，接下來就會有一連串的身體異常產生，最終導致毒物對身體之生理生化功能產生干擾或疾病。

自我察覺是降低體內毒物暴露量至要關鍵

　　至於怎麼會知道已經快到達臨界點？這是本書要強調的第二個關鍵重點——自我察覺。

　　以前述的深海魚例子，如果阿嬤有科學的知識，知道分散風險，就不會出現健康影響的案例了，面對體內毒素，這條自我察覺鏈條鬆了，換來的結果影響所及不只是個人健康，還會牽連到下一代健康，必須透過一次又一次的自覺行為，才能降低毒物一點一滴逼進體內。

　　但，很多人不理解，也不了解該如何利用自我察覺做法降低毒物暴露量？

自我察覺其實不難，要做好兩件事，第一件事是站在高度看毒物，可以清楚看見這些毒物的路徑及隱身之處，本書內容希望能帶領讀者從高處看毒物的意圖，透過書中的說明可以看到生活毒物的真實面貌。

第二件事是要自我察覺哪些行為是誤觸毒物的做法，接著必須持續用正確的做法加以改進，以降低毒物入侵體內的頻率。

自我察覺是需要覺醒及練習，甚至要打破既有的想法、看法、價值觀，重新建立新的觀念、做法，改變生活習慣好像很困難，但只要自我覺醒與堅持，就會越來越像漫畫人物柯南一樣，思路敏銳、觀察入微，養成本能避毒的習慣。

與我熟識的人都知道我沒有用紙杯習慣，這與我長期研究塑化劑有關，紙杯為了達到防止滲水作用，紙杯內會塗上一層塑膠淋膜，倒入熱水後就會釋放塑化劑，為了避毒，會隨身攜帶兩只保溫瓶的習慣，一個裝水，一個裝咖啡，就可以降低塑化劑的暴露量。這個自我察覺的做法也影響了不少人，常會有人問我，為什麼要帶兩只保溫瓶，當他們了解自我察覺的重要性以後，出門時也會自動攜帶無毒容器，不再使用紙杯、紙碗、紙餐盒。

天天做，持續做，不要忘了做，毒物暴露量跟著降低

記得我與團隊進行二至八歲女童性早熟的研究，眼見半大不小的女孩已經出現第二性徵，心中非常不捨，我念茲在茲的是，

安心吃、放心用，權威環境毒物專家教你輕鬆打造無毒生活

該如何指導她們用最簡單方法，脫離長期受到塑化劑的干擾？後來我與學生設計簡易七項介入措施，包括小朋友的勤洗手、不要化妝、不吃塑膠袋裝的熱食、盡量少喝用塑膠杯裝的冷飲、減少使用沐浴乳及洗髮乳次數、少用微波爐熱便當給小朋友吃、不要使用保鮮膜微波剩菜給小朋友食用。請家長協助孩子「天天做，持續做，不要忘了做」，以七天為一個測試期，以釐清改善狀況。有些家長不置可否，「真的嗎？這些平常習慣是讓孩子體內塑化劑濃度增高的原因？只要少做或不做，就可以降低？」

一個星期以後，再測量小朋友尿液中的塑化劑暴露量，認真照做的小朋友，體內塑化劑濃度大幅下降，沒有認真做的小朋友，暴露量還是很高，家長發現原來自我察覺很簡單，就是腦海中有一個天秤，任何東西使用、飲用之前，都要秤一秤這樣的吃、喝及使用，會不會超過暴露量臨界點，凡是事前想一想如何讓毒物進入體內的數量盡量越低越好，身體才不會受到干擾、生病。

我與學生提出的七項介入措施，只是拋磚引玉，提供一些參考措施，其實每一個人都能列出屬於自我察覺的做法，唯有透過自覺，才不會讓毒物暴露超越臨界點。

多讀幾遍，就會懂得避毒做法背後意義

毒理學之父帕拉塞爾斯（Paracelsus），早在十六世紀時，就對「毒物」做了清楚闡述：「所有物質都是毒物；沒有一樣物質

不是毒物，只有正確的劑量才能區分毒物與良藥。」本書宗旨也是如此，與其對毒物害怕、驚慌、沒有安全感，還不如用正面自覺的態度面對毒物，只要用心了解，就不會覺得毒物難以親近及理解。

研究毒物的態度必須嚴謹、理性，讀者翻閱本書文字越覺深奧、難懂，可能要多看幾遍，如果你是有心做好毒物風險控管的讀者，一定會讀出趣味，更會懂得我在本書中提出避毒做法的背後意義。非常歡迎讀者分享閱讀心得，畢竟每個人的自覺方法不同，可以相互交流。

最後，我相信讀者都非常希望在生活上能趨吉避凶，但是要如做呢？如何在日常生活中減少毒物的暴露呢？你／妳想化領悟為行動，將這些生活中的隱形殺手逐出我們生活環境，以建立一個安全、永續的未來嗎？

請讀者好好閱讀本書，化領悟為行動，你／妳就會有健康的身體與幸福的生活。

李俊璋 1060930 於台南國立成功大學

安心吃、放心用，權威環境毒物專家教你輕鬆打造無毒生活

CONTENTS

Chapter

2 生活中的毒素 101

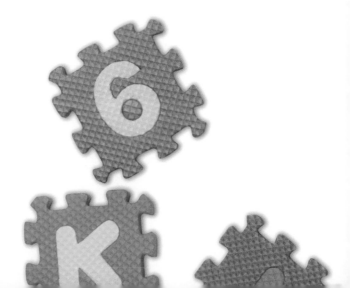

Chapter

1

環境荷爾蒙是隱藏在生活習慣中的殺手

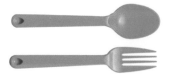

你的身體有多毒？

　　近年來食安問題層出不窮，這提醒了大家，原來我們的日常生活中充滿了各式各樣毒素，像是塑化劑、三聚氰胺、界面活性劑、戴奧辛、順丁烯二酸酐（俗稱毒澱粉）……只要稍不留意，就可能讓身體攝入大量毒素，長期累積下來，將對健康造成不可逆的傷害。

　　其實，體內毒素指數的高低，是可以自我檢視的！藉由以下檢測問卷，就可以得知體內毒素的暴露指數高低。

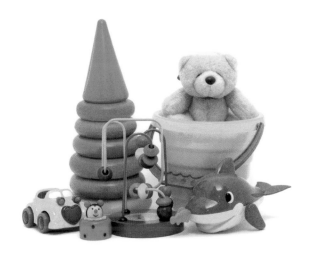

塑化劑常殘留在各式生活用品上，兒童玩具即是常見的例子。

自我檢測「接觸毒素頻率」

只要符合一週、一個月的習慣，就可以勾選：

☐ 幾乎每週都喝手搖杯、寶特瓶或鋁箔包飲料。

☐ 經常使用紙杯。

☐ 經常吃碗裝泡麵，而且將熱水直接沖泡在保麗龍碗裡。

☐ 幾乎每天都到便利商店或咖啡店買紙杯裝咖啡喝。

☐ 習慣用吸管喝飲料。

☐ 每週外食三次以上，習慣使用店家提供的紙餐具、免洗筷。

安心吃、放心用，權威環境毒物專家教你輕鬆打造無毒生活

□ 經常使用微波爐烹調以塑膠容器盛裝的
　食物。

□ 使用微波爐加熱食物時，習慣用大火。

□ 習慣使用保鮮膜包覆剩菜，再用微波爐或
　電鍋加熱。

□ 習慣用塑膠袋打包熱食回家。

□ 每週吃三次以上大型掠食性魚類。

□ 每天都使用保養品或化妝品。

☐ 每週有擦香水兩次以上的習慣。

☐ 愛擦指甲油。

☐ 一個月染一次頭髮，喜歡使用顏色鮮豔的染髮劑。

☐ 有使用芳香精油的習慣。

☐ 習慣坐在地板上活動，卻沒有勤洗手。

☐ 以機車為代步工具。

安心吃、放心用，權威環境毒物專家教你輕鬆打造無毒生活

□ 騎機車不戴口罩。

□ 經常使用防縐、防縮洗衣精。

□ 有使用塑膠地墊的習慣。

□ 每週運動少於三次或每次少於三十分鐘。

□ 有抽菸習慣。

□ 每天喝少於2000cc的白開水。

環境荷爾蒙是隱藏在生活習慣中的殺手

□ 喜歡用木質材料及家具作裝潢。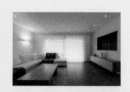

勾選結果：我勾選＿＿＿題

解答	
●勾選5題以下者	**隱藏毒害指數：小** 你很注重健康，了解生活毒素來自於貪圖方便的行為，經常養成運動、多喝水的習慣，讓身體機能維持良好狀態。
●勾選6～13題者	**隱藏毒害指數：中** 小心！你的體內已經堆積了不少生活毒素，應該改掉一些貪圖方便的不良習慣，遠離生活毒素。
●勾選14～25題者	**隱藏毒害指數：大** 你是否已經察覺到身體有些不適？可能體內已經累積不少毒素，並且影響到你的日常生活了！建議你做全面性健康檢查，戒除一些容易接觸毒素的習慣，並且藉由運動和對身體有益的食物來改善健康。

安心吃、放心用，權威環境毒物專家教你輕鬆打造無毒生活

乳癌、不孕症患者激增，
和環境荷爾蒙有關

　　你聽過「環境荷爾蒙」嗎？英文名稱是Endocrine Disrupting Chemicals，簡稱EDCs或EDs，相信聽過的人不在少數，但是不懂的人應該是大多數。為此，日本橫濱市立大學的井口泰泉教授創造了一個一般民眾易於了解的名詞，讓大家能快速認知與理解，這個名詞就是「環境荷爾蒙」。

　　Endocrine是內分泌，Disrupting是干擾，Chemicals是化學物質，EDCs意指環境中的一些人工合成化學物質，透過食物鏈進入

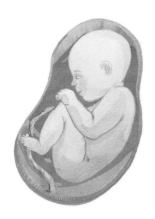

婦女懷孕時，一旦母體接觸過多的環境毒物，胎兒的中樞神經系統發育就會出現問題，導致孩子出生後學習能力會變比較慢，增加學習障礙。

人體後會對內分泌系統產生干擾，進而影響體內內分泌系統的調控機能。近年來也有人泛稱之為「環境毒物」的一種。

　　環境荷爾蒙對生態及人體都會形成廣泛衝擊，目前仍在繼續全盤研究中，但已確定對人體的內分泌系統有傷害，進而危害神經系統、免疫系統、心血管系統。內分泌失調會影響下一代的孕育，例如減少男性的

精子數量、使性欲降低，增加不孕的機會、造成胎兒的先天性異常或畸形兒，同時會影響胰島素分泌，形成胰島素阻抗，引發第二型糖尿病，進而影響心血管系統，造成高血壓、心臟病。在神經系統方面，若胎兒在媽媽懷孕的過程中，母體接觸過量環境荷爾蒙，可能影響甲狀腺素分泌，這時胎兒的中樞神經系統發育就會出現問題，孩子出生後學習能力會變比較慢，增加學習障礙。在免疫系統方面最令人擔憂的是可能誘發癌症，目前國內外研究報告顯示，女性乳癌、男性攝護腺癌的發生與環境荷爾蒙不無關聯，我的第四期塑化劑研究就是關於男性攝護腺肥大，目前已執行完畢。初步研究發現，男性尿液裡面的塑化劑濃度越高，血液中雌激素濃度相對提高，攝護腺體積也就越大，顯見如果不積極降低體內環境荷爾蒙的濃度，可能會誘使攝護腺癌致癌率增加。

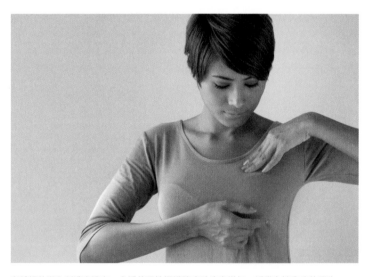

身體裡的塑化劑濃度過高，會誘使男性攝護腺癌致癌率增加，誘發女性乳癌的發生。

要完全避免環境荷爾蒙無疑是天方夜譚，這與百年來的工業蓬勃發展息息相關，每天、每月、每年所排放、丟棄的化學合成物質已經無法計算，早已是地球環境中的一分子，無所不在，而且充斥日常生活之中，且隨著食物鏈進入體內，環境荷爾蒙與人類的關係可用如影隨形、密不可分來形容。環境荷爾蒙的數量究竟有多少？又含在哪些物品之中？目前已知至少七十種以上，尤以農藥中的含量最多，至少四十種以上的除草劑、殺蟲劑、殺菌劑都被檢驗出有環境荷爾蒙成分，另外有機氯化合物（如戴奧辛、多氯聯苯）、重金屬、清潔劑及塑膠原料也有不少環境荷爾蒙的蹤影。

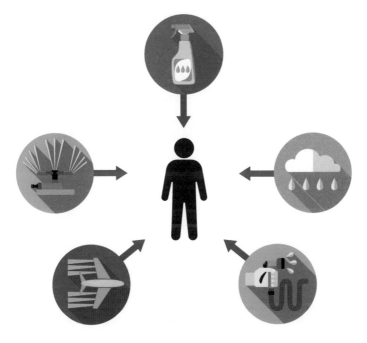

已知的環境荷爾蒙數量至少超過七十種，與生活相關的用品中，尤以農藥的含量最多。噴灑出的殘餘農藥會隨著食物鏈進入人體內，對健康影響甚鉅。

在一九九六年出版的《失竊的未來》一書中，有段話是這樣說的：「我們最害怕的不是絕種，而是在不知不覺中慢慢被侵蝕。我們擔心干擾荷爾蒙作用的化學物質，將會改變人類之所以為人類的行為、智力、組織等能力。」這便說明了內分泌干擾物質的可怕。

環境荷爾蒙是人類邁向文明社會製造出來的產物，與工業製造、商業化形成、人口稠密息息相關。事實上，它早已經融入我們的生活環境，甚至侵蝕人類的正常能力，乳癌、不孕症比例年年提高就是佐證之一。

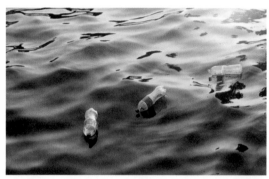

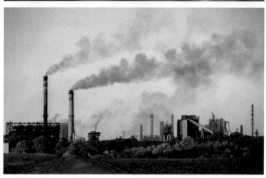

工業蓬勃發展，每天、每月、每年所排放、丟棄的化學合成物質已經無法計算，而且充斥日常生活之中，並且會隨著食物鏈進入體內，造成傷害。

安心吃、放心用，權威環境毒物專家教你輕鬆打造無毒生活

用塑膠袋裝熱食，年輕女性罹患乳癌機率增加

　　塑化劑是環境荷爾蒙之一，也是我長期研究的一個項目。我最初的研究是以環境污染為主，後來回顧一些外國學者之研究發現結果是針對人體健康的影響，像小女生的性早熟、成年女性罹患乳癌、卵巢癌及子宮頸癌的增加，於是我擴展研究領域，二〇〇五年開始著手進行「塑化劑對全年齡層造成影響」的研究，目前研究已進行到第四期。結論很清楚：無論是從胎兒、小孩子、大人到銀髮族，都有顯著影響。

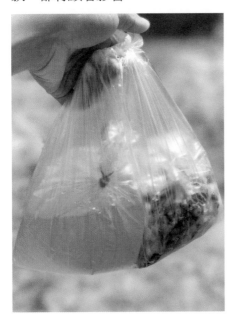

使用塑膠袋裝熱食，溫度超過六十度就會釋放出塑化劑，而且溶出量會增加兩到三倍。

　　乳癌已是國內女性罹癌第一名，過去醫界研究認為，乳癌發生的原因與西化高熱量飲食有關，但我研究環境毒素多年，發現塑化劑的影響很大。

　　我與研究團隊於二〇一三年發表全世界第一篇關於塑化劑會造成小女童發生性早熟的研究報告，發現這些二至八歲女童體內的塑化劑多來自飲食，經過團隊親自到家裡訪談後，多數小女

童常會喝用塑膠袋盛裝的熱豆漿、用塑膠杯裝的冷飲,所以檢測尿液中含有的塑化劑濃度很高。使用塑膠袋裝熱食,溫度超過六十度就會釋放出塑化劑,而且溶出量會增加兩到三倍。有人覺得塑膠杯裝冷飲應該就不會有釋出疑慮,但我的回答是,量雖然少,一樣有暴露量累積的風險。

新光醫院乳房醫學中心主任鄭翠芬與我的觀點不謀而合,她也認為高熱量飲食習慣引起的乳癌常會發生在更年期女性身上,由於年輕乳癌患者的類型明顯與年長者不同,後經研究發現,這與她們愛用塑膠袋裝熱湯、熱食的飲食習慣有關。

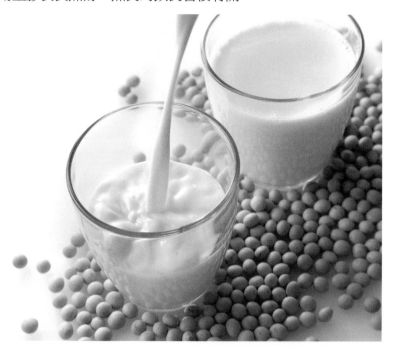

無論是熱飲或冷飲,以塑膠容器盛裝的同時都會有塑化劑釋出的疑慮,為了健康著想,建議還是使用非塑膠容器盛裝飲品較為安全。

男性精蟲減少、女性健康卵子難求，都是環境荷爾蒙作祟

　　人口出生率逐年下降已是國家大事，下降的原因值得探究。自從我研究環境毒素後，發現環境荷爾蒙干擾所形成的不孕比例逐年提高，二〇一三年衛生福利部國民健康署公布國人不孕比例為10～15%，比對一九九一年世界衛生組織公布的不孕比例8～12%，二十二年之間，國人不孕的比例提高了2～3%。

　　正常受孕自有一套複雜的生理條件，男女雙方的身心狀態都必須處在健康狀態。然而，男、女性結婚年齡越來越晚，年紀越大，可挑選的健康卵子數量已經不多，而精蟲數量及精液品質也會衰退，不孕症的機率當然相對提高。

　　在我還沒有研究證實塑化劑、雙酚A等環境荷爾蒙會干擾內分泌系統、影響男性精液品質，使女性受孕機率大幅下降之前，醫學研究報告多半認為不孕症的主要理由與女性生殖器官的子宮、卵巢、輸卵管異常，或男性精子數量太低、精液品質不佳有關。如果非生理性因素，就會歸因於身體太胖、過瘦，或是生活習慣不良，認為熬夜、抽菸、喝酒會影響受孕機率，只要調整飲食、生活作息，將有助提高懷孕機率。

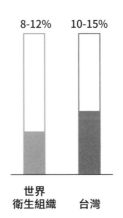

衛生福利部國民健康署公布國人不孕比例為10～15%，遠遠超過一九九一年世界衛生組織公布的不孕比例，顯見不孕症已是目前不可小覷的重要問題。

但是造成不孕症是不是還有其他因素？

二〇一一年至二〇一四年期間，我的研究團隊與成大醫院不孕症門診合作，針對塑化劑對男性不孕症的影響進行研究，共招募兩百九十八位男性受試者，其中經醫師診斷認定的有兩百五十九位不孕症男性，並從媽媽教室另外招募三十九名配偶已懷孕的男性為對照組，在簽署受試同意書後，收取受試者的精液、尿液、血液，分別量測其體內塑化劑濃度與睪丸功能指標進行分析。

分析結果發現，不孕症的男性中，塑化劑濃度比對照組男性成人高出一至兩倍。男性睪丸中的萊氏細胞（Leydig cell）分泌特異蛋白（Insulin-like 3, INSL3），有預防精子細胞凋零的功能，而睪固酮有促使精子細胞成熟的功能，但當塑化劑進入成年男性體內，會影響萊氏細胞正常功能，而且會抑制睪固酮分泌，一旦INSL3及游離睪固酮分泌濃度皆受到抑制時，精子之成熟度及壽命均會降低，睪丸功能便會明顯受到影響。這顯示了塑化劑會降低精子品質，使得受孕機率降低。

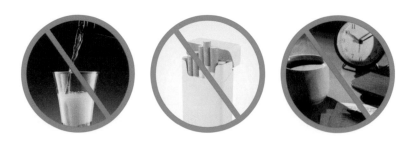

根據研究顯示，熬夜、抽菸、喝酒會影響受孕機率，只要調整飲食、生活作息，將有助提高懷孕機率。

安心吃、放心用，權威環境毒物專家教你輕鬆打造無毒生活

更令人擔心的是，環境荷爾蒙會透過胎盤傳給下一代，使學齡期女童出現胸部隆起、初經提前的性早熟現象，或是使男嬰性徵缺陷、發育不全。

國人對塑化劑並不陌生，尤其是二〇一一年爆發了塑化劑混充合法起雲劑的食安問題，讓不少人聞之色變。

還記得塑化劑風暴越演越烈的時候，一位結婚不久的女學生剛好也誤食了含有塑化劑的益生菌，還每天早晚服用兩顆，她緊張地問我是不是會影響受孕？這問題需要從累積暴露量層面進行探討。

從我長期研究環境毒物的結果來看，環境荷爾蒙會干擾內分泌系統，影響男性精液品質，使女性受孕機率大幅下降，但是這是指暴露量累積到一定程度劑量，身體無法代謝及承受時，才會造成不孕的結果。如果每天暴露塑化劑的來源只有早晚服用兩顆含有塑化劑的益生菌，身體是可以承受的，除非經常暴露於其他塑化劑或環境荷爾蒙的來源，像喝塑膠杯裝的冷飲、紙杯裝的熱咖啡、食用以塑膠袋裝的熱食、每天噴香水、喜歡塗指甲油、拿了熱感應紙印製的發票不洗手，直接用手拿食物吃……等等。

聽完我的解說後，她表示這些習慣自己幾乎都有，那會不會影響懷孕？我說：「從現在開始，妳和先生要一起改掉經常接觸塑化劑的不良習慣，這樣就會減少環境荷爾蒙的干擾。」

有些患有不孕症的夫妻，檢查身體沒什麼大問題，可是結婚多年卻遲遲無法受孕，我建議要先從少碰環境荷爾蒙做起，才能提高受孕機率，並且孕育出健康的下一代。

影響好孕的環境荷爾蒙

目前已經證實的環境荷爾蒙約有七十種,其中塑化劑、壬基酚、雙酚A等,對於內分泌及生殖系統的影響甚鉅,必須盡可能減少暴露機會。
環境荷爾蒙常見於以下民生產品、用品:

塑化劑

塑膠製品、食品容器、便當盒、吸管、保鮮膜、飲料杯、黑心食品、市售益生菌、化妝品、洗髮乳、口紅、髮膠、指甲油、香氛、體香劑。

壬基酚

界面活性劑、抗氧劑、農藥、洗衣粉、洗碗精、洗衣精、乳液、除污劑。

雙酚A

信用卡刷卡單、ATM收據、停車場單據、傳真熱感應紙、等候號碼牌、嬰兒奶瓶、兒童玩具、可重複使用的杯子、水壺、罐頭內膜、可微波的食品容器、眼鏡鏡片等。

塑化劑會影響甲狀腺
分泌、生殖系統異常

幾年前的塑化劑摻入食品事件,讓全台民眾人人自危。塑化劑其實是一個泛稱,它的主要成分是鄰苯二甲酸酯類(Phthalate Esters),是一種軟化PVC(聚氯乙烯)等塑膠製品的添加物。原本塑膠是堅硬如石的硬質材料,添加這類軟化劑之後,可以讓硬邦邦的塑膠片變得柔軟,進而製作成各式軟性塑膠產品,像保鮮膜、桌墊、人造皮沙發等。

塑化劑在哪裡?

塑化劑常出現於以下物品或地方:

- 塑膠製品:塑膠容器、塑膠袋、保鮮膜、泡麵調味包、塑膠地墊或塑膠材質的醫療用品等,都有塑化劑的蹤影。
- 紙容器製品:紙杯、紙碗、紙便當內部會有一層塑膠淋膜塑化劑。
- 定香劑:塑化劑也被用來當成定香劑,包括有香味的化妝品、保養品、衛浴用品、芳香劑、電蚊香、髮膠、香皂等。
- 製藥:常用在藥品與保健食品的膜衣、膠囊、懸浮液等。

- 四周環境：剛漆完油漆、裝好地板的房子，室內空氣或許含有塑化劑。塑膠製品工廠及周遭環境的塑化劑濃度高，附近河川裡的魚蝦，千萬不要捕捉來食用。

　　我從二〇〇一年開始研究塑化劑對人體健康的影響，發現塑化劑不穩定，會從塑膠產品中滲出。有位研究塑膠材料的人提出質疑，並不是所有塑膠都會滲出，目前也有不少塑膠材料並不會滲出。其實我要強調的是「只要有添加塑化劑，因其與塑膠材料是混合而非化學鍵結在一起的，因此仍然會有滲透疑慮」。二〇一一年衛生福利部就曾檢驗國內1至6號標識碼的塑膠容器，其中的3號PVC（聚氯乙烯）、5號PP（聚丙烯）、6號PS（聚苯乙烯），在不是高溫狀態的一般室溫下也會滲出，只要我們在不注意的情況下，使用到滲出塑化劑的塑膠製品，就會透過皮膚接觸、食物鏈飲食，甚至是呼吸，輕易接觸到塑化劑，使之不知不覺地進入到我們的身體。

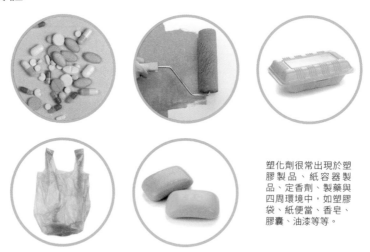

塑化劑很常出現於塑膠製品、紙容器製品、定香劑、製藥與四周環境中，如塑膠袋、紙便當、香皂、膠囊、油漆等等。

安心吃、放心用，權威環境毒物專家教你輕鬆打造無毒生活

塑膠容器編號及材質

飲料杯／瓶 分類編號、圖示	塑膠材質	耐熱度	適用產品
△ **1** PET	聚乙烯 對苯二甲酸酯 Polyethylene	60~85℃	俗稱寶特瓶，無塑化劑，廣泛應用於碳酸飲料。另外清潔劑、洗髮精、礦泉水、食品用油、調味品、甜食品、藥品、化妝品及含酒精飲料的包裝瓶子，都已大量地使用寶特瓶。 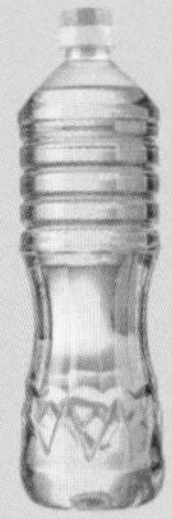
△ **2** HDPE	高密度聚乙烯 High Density Polyethyle	90~110℃	半透明或不透明的塑膠瓶，無塑化劑，應用範圍廣泛，如塑膠袋、清潔劑、洗髮精、沐浴乳、食用油、農藥……等。 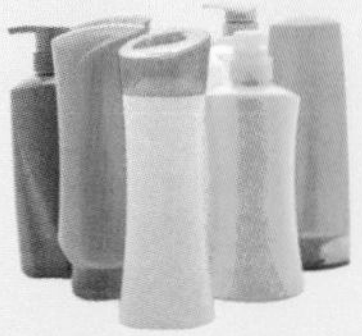
△ **3** PVC	聚氯乙烯 Polyvinyl Chloride	60~80℃	有塑化劑，多半使用在非食品材質，像水管、雨衣、書包、建材、塑膠膜、塑膠盒等。 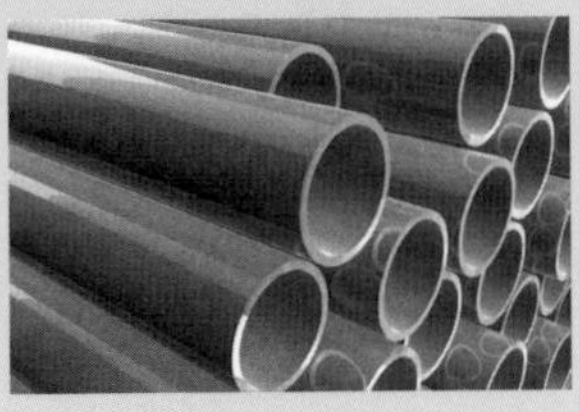

飲料杯／瓶 分類編號、圖示	塑膠材質	耐熱度	適用產品
4 LDPE	低密度聚乙烯 Low Density Polyethylene	70~90℃	無塑化劑，與 HDPE 相同，常用於塑膠袋、塑膠膜等方面。 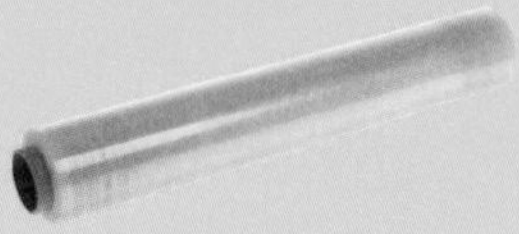
5 PP	聚丙烯 Polypropylene	135℃	無塑化劑，強度、硬度高，透明度不佳，常用於米漿瓶、沙拉油瓶、乳品瓶罐及食品塑膠盒、水桶、垃圾桶和籃子。 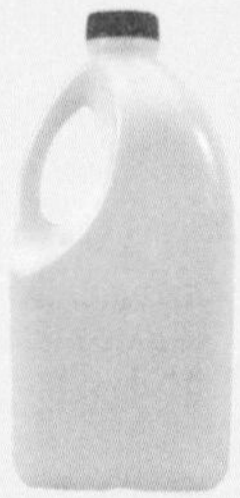
6 PS	聚苯乙烯 Polystyrene	95℃	俗稱保麗龍，無塑化劑，較不耐熱，常用於建材、玩具、文具、滾輪、冰箱內襯、包裝緩衝材料、養樂多罐、優酪乳瓶、布丁盒、外帶茶杯和速食店飲料的杯蓋。 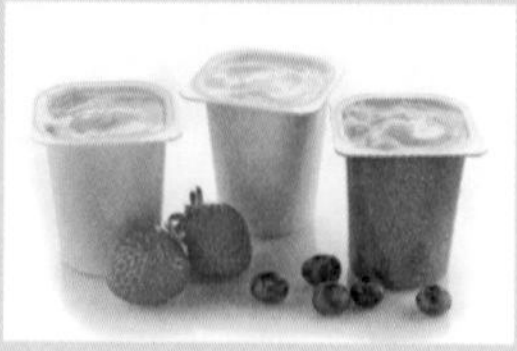

飲料杯／瓶 分類編號、圖示	其他塑膠材質	耐熱度	適用產品
♻ 7 OTHER	聚碳酸酯 Polycarbonate, PC **含雙酚 A**	120~130℃	無塑化劑，但有雙酚A，無色透明、抗衝擊性佳，常應用在 CD ／ VCD 光碟、桶裝水瓶、嬰兒奶瓶、防彈玻璃、樹脂鏡片、車頭燈罩、頭盔面罩等。 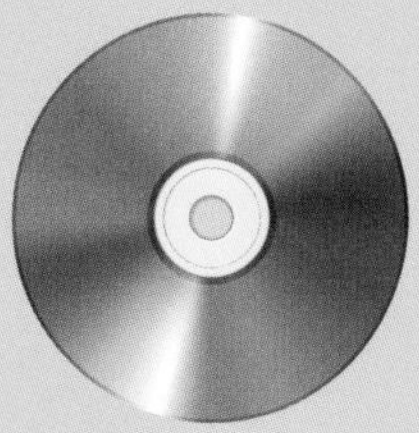
	聚甲基戊烯 Polymethylpentene, PMP **不含雙酚 A**	-60~180℃	常用於微波爐炊具、食品包裝、薄膜等。 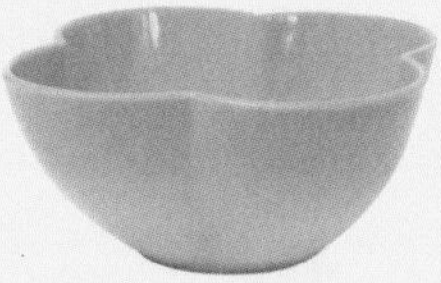
	共聚酯 Copolyester, Tritan™ **不含雙酚A**	-40~100℃	專利材質，適合水壺、水袋等。 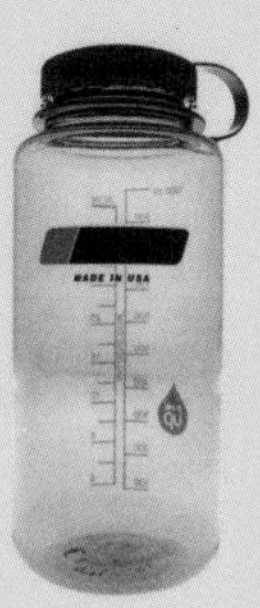

塑化劑為什麼會輕易滲出？我常用菜市場常見的「油麵」當比喻。油麵是麵粉加上油脂所揉成的含油麵糰，塑膠粉就像麵粉，塑化劑則是類似沙拉油的油脂狀化合物，當塑膠粉加上油脂性的塑化劑，再經過高速搓揉，在高溫下會混合成油亮亮的塑膠麵糰，增加塑膠的柔軟度與延展性，製作出各種軟、硬度不同的塑膠製品。

　　大家不妨想想看，麵粉跟油脂混在一起製成蔥油餅後，油脂會不會從油麵麵糰滲出來？答案是肯定的。塑膠粉與塑化劑搓揉在一起，製成塑膠吸管、塑膠袋、塑膠杯，一樣會滲出。事實上，當你喝下用塑膠杯裝的冷飲，或吃著剛買回來用塑膠袋裝的熱騰騰的食物，就等於敞開了毒素的大門。

　　塑化劑早已充斥生活環境之中，我們生活中吃的、洗的、擦的、用的產品都與塑化劑息息相關。雖然目前國內缺乏塑膠製品的積極管制法條，類似歐盟的限制添加，但民國一〇一年九月，食品藥物管理局修法限制三歲以下嬰幼兒所使用的食品容器，嚴禁添加鄰苯二甲酸二辛酯（DOP）、鄰苯二甲酸二正辛酯（DnOP）、鄰苯二甲酸二丁酯（DBP）及鄰苯二甲酸丁基苯基酯（BBP）等四種鄰苯二甲酸酯類塑化劑。

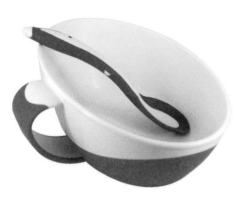

三歲以下嬰幼兒所使用的食品容器，包含奶嘴在內，全面嚴禁添加塑化劑。

安心吃、放心用，權威環境毒物專家教你輕鬆打造無毒生活

我從民國八十八年開始，就持續建議政府應將塑化劑列入第一類或第二類毒性化學物質，環保署也幾度舉辦公聽會與研討會，徵求各方意見，但最後還是不敵反對力量，如果當時立法列管，可能就不會出現後續不法添加的污染食品事件。民國一○六年四月環保署修正《毒性化學物質管理法》，將鄰苯二甲酸二戊酯等十七項塑化劑在內的九十一項第四類毒性化學物質，正名為「關注化學物質」，避免塑化劑越雷池一步，危及大眾的健康。

塑化劑的威脅，不分男女老幼

我最初研究塑化劑，是以對環境污染的危害為主，後來開始思考，河川底泥、魚體中的塑化劑含量濃度很高，而台灣又是塑膠王國，在環境受到塑化劑這麼嚴重污染的情況下，對於人體會產生怎樣的影響呢？

二○○五年起，我著手進行「塑化劑對全年齡層都會造成影響」的研究，目前已完成第四期，每一期三年。研究報告證實，無論是胎兒、女童、成年男性或銀髮族，對於健康都有顯著影響。

導致孩子出現學習障礙

第一期研究關於孕婦和胎兒，第一篇是與成大醫院婦產科合作，針對八十三名經過醫生診斷後，因高齡產婦或優生學考量，必須抽取羊水的孕婦。透過這些孕婦的尿液和血液，我進一步檢

驗塑化劑的代謝物及甲狀腺荷爾蒙的含量，並進行分析，追蹤到胎兒生產後的第三個月。

　　這個調查研究報告發表在二〇〇七年《人類生殖期刊》，這也是全世界第一篇刊出孕婦暴露在塑化劑危機之中的論文。研究團隊發現，孕婦在第一週產期（懷孕期前三個月）或第二週產期（懷孕期四至六個月），若暴露於過量塑化劑之中會產生甲狀腺抑制情形。由於胎兒中樞神經系統在懷孕期前三個月已經發育完成，當甲狀腺荷爾蒙受到抑制，中樞神經系統發育就會出現問題，那麼孩子出生後可能會出現智力降低、學習障礙。此外，我們也追蹤到胎兒出生時，孕婦羊水中塑化劑代謝物高者，所產下的女性胎兒，其肛門到尿道口距離顯著變短，這代表胎兒有雌性化傾向，可能影響日後生長發育。

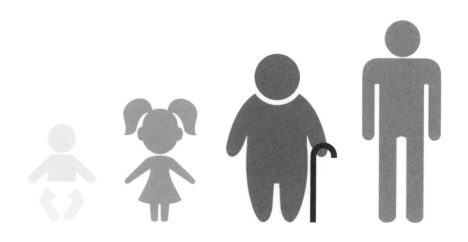

從胎兒（孕婦）、小女孩、成年男性到銀髮族，塑化劑的威脅不分男女老幼。

安心吃、放心用，權威環境毒物專家教你輕鬆打造無毒生活

引發小女孩性早熟

第二期研究是有關塑化劑對於學齡期女童的影響。我與研究團隊在二○一三年《人類生殖期刊》發表了全世界第一篇關於塑化劑會造成女童發生性早熟的研究報告。這次是與成大醫院小兒新陳代謝科合作，在他們的臨床案例中有七十一位二至八歲的小女生已有第二性徵，包括胸部提早發育、恥毛生長、初經來潮等。令人訝異的是，年紀最小的竟然只有兩歲！

我們的研究團隊另外尋找二十九位發育正常的女童當對照組，分別檢測這兩組女童的尿液，結果發現性早熟的小女生尿液中，鄰苯二甲酸酯類代謝物濃度均高於正常女童20～120%。研究也證實，塑化劑會促使小女童的中樞神經系統分泌特異蛋白（Kisspeptin），使得二至八歲的小女生出現第二性徵。她們的身體並沒有明顯病變，但多數胸部已開始發育，因為性早熟情況嚴重，醫師團隊必須給予荷爾蒙抑制的治療，將初經延後至十二歲。

記得有位念幼稚園的六歲女童，已經有恥毛生長、初經來潮的現象，不知道如何處理月經出血，常將衣服沾得血紅，其他幼兒看到後則以為她受傷，很緊張，急忙跟老師報告。

還有團隊研究人員進行家訪，有一位孩童與父母同睡，進到房間裡，一陣濃郁的香水味立刻撲鼻而來，原來是床頭櫃上擺滿各式香水瓶，殊不知塑化劑會添加在香水中當作定香劑。另一名女童的家裡是開塑膠廠的，她平常時就在廠內進出，每天與各式塑膠原料和製品朝夕為伍，難怪體內的塑化劑濃度很高。

臨床個案的小女童們幾乎常常都飲用以塑膠袋、杯盛裝的茶飲、豆漿，團隊研究人員擬定了七大介入措施，包括勤洗手、減少以塑膠容器或紙杯喝冷飲和使用含香味的沐浴乳及洗髮精的次數。研究後發現，當她們降低生活中塑化劑的接觸頻率，就可以有效減少尿液中塑化劑代謝物之含量，顯見只要家長、師長配合，讓孩子少接觸含塑化劑產品，就可以改善性早熟問題。

成年男性容易罹患不孕症

　　第三期研究是塑化劑對男性不孕症的影響。二〇一一年至二〇一四年期間，團隊與成大醫院不孕症門診合作，共有兩百九十八位男性受試者參與，其中包含兩百五十九位不孕症男性，以及三十九名配偶已懷孕的男性當對照組。結果發現，不孕症男性體內的塑化劑含量比較高，其濃度約為對照組成年男性的一至兩倍。不孕症男性每日使用塑化劑製品的頻率，明顯高於對照組，例如「食用塑膠袋及保鮮膜包裝的冷熱食」、「飲用塑膠及保麗龍杯冷飲」、「飲用寶特瓶裝運動飲料與茶飲」。

　　此外，我們發現不孕症男性使用成人衛生洗劑類的用品，如沐浴乳、洗髮乳、洗面乳、刮鬍膏、香水的頻率，比起對照組較高。

　　前文已有提及塑化劑會抑制男性睪丸中的萊氏細胞分泌特異蛋白及睪固酮分泌，當分泌受到抑制時，就會導致精液品質的低下。

　　關於不孕症，老一輩傳統的觀念常會歸咎於女性輸卵管阻塞、子宮太寒無法著床等因素，但這篇研究證實，為了健康的下一代著想，男性也必須與環境荷爾蒙毒素保持安全距離。

男性攝護腺肥大的元兇

　　最後一期研究是關於男性攝護腺肥大，目前已經執行完畢，初步發現老年男性尿液中的塑化劑濃度越高，其血液中之雌激素（Estradiol, E2）也越高。而攝護腺體積越大，顯示塑化劑可能使細胞中雌激素受體 α（ER-α）的活性增加，導致攝護腺產生異常增殖等現象，進而造成老年男性排尿困難。

　　攝護腺肥大可說是老男人的長壽病，當男性步入五、六十歲以後，幾乎一半以上的人都不免擔心會不會有貯尿或排尿困難症狀的攝護腺肥大問題。貯尿是膀胱儲存尿液功能衰弱，出現頻尿現象，一個晚上常要起身三、四次以上，嚴重影響睡眠品質；排尿困難是指排尿速度緩慢，每次排尿都要尿很久，會有滴滴答答的殘尿感，或明明尿很少，卻有尿意感，令人大傷腦筋。研究證實，塑化劑會影響攝護腺肥大，男士們就更需盡早降低環境荷爾蒙毒素的暴露量。

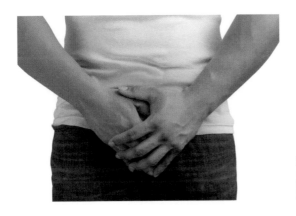

塑化劑可能使細胞中雌激素受體 α（ER-α）的活性增加，導致攝護腺產生異常增殖等現象，進而造成老年男性排尿困難。

搶救毒害生活大作戰

現代生活中充斥環境荷爾蒙，唯有改變飲食和生活習慣才能自保，原則包括：

- 採取均衡飲食習慣，不偏愛某一類特定食物，如深海野生魚獲；或排斥、不吃部分食物，如青椒、胡蘿蔔；同時不吃過飽，七分飽最好，以避免加速累積特定毒物。

- 培養分散毒素的風險意識，不要在固定攤位或同一家超市採購食材或食物。通常商家的產品來源集中，長期下來會提高接觸某幾類毒素的機率，最好的方法是經常更換採購地點，降低特定毒素風險。

- 隨時注意相關農產品、食物訊息，特別是有健康疑慮的新聞，降低危害風險。

- 宜挑選當令盛產蔬果，盡量少買過季品項，像柳丁是冬季水果，若在夏季買得到，可能經過化學防腐處理；或是購買能夠去皮、農藥殘留量較少的蔬果，像芒果、柚子、西瓜。最好購買有機栽種的蔬果，確保品質無虞。

- 動物性油脂，如肉類、大型掠食性魚類，常是戴奧辛、有機汞等有機毒物藏身之處，宜減少食用頻率；另外動物內臟、魚肚、魚腸也常會有毒素累積，不要經常食用。

- 大部分的塑膠類製品為了增加柔軟度，一定會添加塑化劑，減少使用就可以降低暴露量，也不要使用塑膠容器（PVC塑膠袋、杯、盒）盛裝熱食，或將紙餐盒放進微波爐微波，避免塑化劑釋出。

- 殺蟲劑、強力去污清潔劑和化學用品多半含有人工化學物質，減少使用可以降低環境毒物暴露量，或者使用傳統肥皂或提煉自天然油脂的清潔劑最為安全。

- 可以依據個人安全運動的考量下，從事某些強度高的運動，像間歇運動、快走，藉由流汗來促進體內毒素的排除。

安心吃、放心用，權威環境毒物專家教你輕鬆打造無毒生活

保鮮膜是料理好幫手，也可能是塑化劑推手

　　保鮮膜是一種塑膠製品，我平常絕對不會使用在加熱用途上，以避免釋出塑化劑。經常看到有些人在網路上寫文分享使用保鮮膜烹調料理的經驗，像是「自製無皮香腸，只要有保鮮膜跟微波爐就能輕鬆完成」、「清蒸鮮魚，將拌好的材料均勻放在魚身上，再用保鮮膜包好，放入鍋中蒸二十到三十分鐘即可」，常讓看過的人誤以為保鮮膜可以放入微波爐、電鍋、蒸鍋中加熱使用。我鄭重呼籲，保鮮膜不可加熱使用，也不要放進微波爐、電鍋、蒸鍋中使用。

　　常有人問我，為什麼我這麼堅持？我看過不少研究，即使最耐高溫的PMP材質的保鮮膜，宣稱未添加塑化劑可以加熱或微波使用，但是仍有可能添加其他添加物，這些添加物是否具有毒性尚未可知，所以能不用就不要使用。更何況，不是每一種保鮮膜都可以加熱使用，以PE為例，它不含氯成分，也未添加塑化劑，材質較硬，相對安全，可以用來加熱。但必須注意溫度，一旦超過110℃，保鮮膜就有可能融化。

　　PVC、PVDC都含有氯成分，絕對不可用來加熱或微波，因為一遇熱就會釋出塑化劑。另外，與油脂食物接觸再加熱時，也會釋放塑化劑，所以使用蒸鍋、微波爐料理時，不適合使用保鮮膜來包裹食物。

各種材質保鮮膜的適用溫度及使用時機

保鮮膜材質	耐寒熱溫度（℃）	優點	缺點
PE （聚乙烯）	-60℃ ~110℃	透氣度高、 好撕、無毒	黏性不佳、 易融化。
PVC （聚氯乙烯）	-60℃ ~130℃	透氣度高、 黏性佳	難撕、 有毒。
PVDC （聚偏二氯乙烯）	-60℃ ~140℃	好撕	透氣度低。
PMP （聚甲基戊烯）	-60℃ ~180℃	好撕	透氣度低。

安心吃、放心用，權威環境毒物專家教你輕鬆打造無毒生活

保鮮膜材質	成分	使用時機
PE （聚乙烯）	不含氯	● 包覆冷藏食物。 ● 包覆 100℃以下熱食。 ● 使用時避免接觸食物。 ● 避免放入蒸鍋、微波爐加熱，一遇熱便會釋放塑化劑、安定劑等。 ● 超過 110℃，保鮮膜就有可能融化。
PVC （聚氯乙烯）	含氯	● 包覆冷藏食物。 ● 使用時避免接觸食物。 ● 避免放入蒸鍋、微波爐加熱，一遇熱便會釋放塑化劑、安定劑等。
PVDC （聚偏二氯乙烯）	含氯	● 包覆冷藏食物。 ● 包覆 100℃以下熱食。 ● 使用時避免接觸食物。 ● 避免放入蒸鍋、微波爐加熱，一遇熱便會釋放塑化劑、安定劑等。
PMP （聚甲基戊烯）	不含氯	● 包覆冷藏食物。 ● 使用時避免接觸食物。 ● 避免放入蒸鍋、微波爐加熱，一遇熱便會釋放塑化劑、安定劑等。

1.經常自己下廚，避免使用塑膠袋外帶食物，這樣既能增進與家人之間的互動和交流，還能降低與塑化劑接觸的機率。

2.聚餐或參加婚宴之前，我會想一想，有沒有打包食物的需要？如果有需要的話，可以事先準備不鏽鋼容器，以備不時之需。建議用不鏽鋼提鍋或食用級塑膠袋打包，並且等到菜餚涼後盡速盛入袋中，回到家立即倒入瓷盤或鍋中，降低暴露在塑化劑之下的風險。

3.筵席上，總舖師常會用保鮮膜封住燉雞、佛跳牆料理的瓷碗口，也有不少人微波加熱食物時，會在碗上封住一層保鮮膜，作用是降低水分的揮發。建議不妨改用瓷盤、紙巾替代，一樣有留住水分的作用。

4.保鮮膜備而少用，且只用於冷藏食物包覆之用。千萬不要將它放進微波爐、電鍋、蒸鍋中加熱使用。

5.使用保鮮膜包覆低溫食物時，不要接觸到食物，建議可以將食物放入比較深的容器內，並且與微波爐維持兩公分以上的距離。

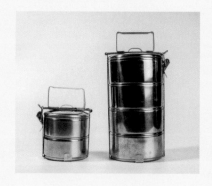

外帶或打包食物時，盡量以不鏽鋼容器取代塑膠袋，以降低暴露在塑化劑之下的風險。

使用微波爐
加熱 PVC 容器，
塑化劑激增三至五倍！

　　微波加熱的原理是藉由震盪食物內部的水、油、糖等分子產生熱能，與傳統由外而內的導熱方式不同，所以很難從外觀了解食物加熱的狀況。

　　超商所販售的微波食品，包裝都是塑膠製品，雖然這些材質都必須通過耐熱測試、溶出測試，確保耐熱程度，以及溶出的有害物質、塑化劑沒有超標，但每次看到超商店員在微波食品之前，用刀子劃開塑膠封膜袋口，我的腦海中都會出現塑化劑溶出到食物中的畫面，令人膽戰心驚。陽明大學環境衛生研究所曾檢測超商便當、冷藏火腿等二十五種冷藏和冷凍食品，結果全數檢出塑化劑！而且微波加熱後，DEHP（塑化劑的一種）釋出量還會激增三至五倍。

　　目前歐盟建議的塑化劑每日容許量，每公斤體重的DEHP容許量為五十微克。美國環保署建議不得超過二十微克，而以成人六十公斤計算，每日DEHP的攝入量最好低於一千兩百微克。身體是有承受量，卻禁不起持續累積的暴露量，一旦超過臨界點，肯定會傷害身體細胞或組織。

使用正確的容器加上階段式加熱，以保障安全

微波不安全的關鍵因素，不在於「微波」本身，而是溫度太高及時間太長！火力太強或加熱時間過長，超過塑膠耐熱的溫度，就可能會有溶出塑化劑的疑慮。

很多人使用微波爐時，習慣將開關轉到「高」火力加熱，這是錯誤的做法。溫度太高容易讓食物中的蛋白質變質，例如很多人都會在冬天使用微波爐加熱生鮮牛乳，但一旦加溫至40℃以上，牛乳表面會形成一層名為乳皮的薄膜，就像熬煮豆漿時，表層會逐漸浮上一層豆皮薄膜一樣，可是形成過程中，通常肉眼看不出來，等到牛乳冷卻後，就會發現有一層薄膜浮在牛奶表面。乳皮的主要成分是脂肪、乳糖或無機鹽類及20～25％的變性乳白蛋白，若溫度高到60℃以上，會使乳白變性；若持續加熱到100～120℃就會燒焦，營養吸收率也會跟著降低，長期食用下來，可能會對身體造成不同程度的危害。

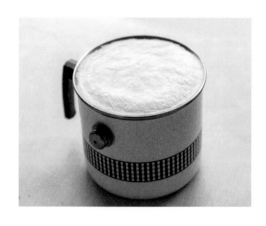

使用微波爐加熱牛奶時，一旦加溫至40℃以上，牛奶表面便會形成一層乳皮；若持續加熱到100～120℃就會燒焦，長期食用下來，可能會對身體造成不同程度的危害。

安心吃、放心用，權威環境毒物專家教你輕鬆打造無毒生活

1.只將微波爐用於解凍、加熱用途。

例如,將冷凍食物放置在安全容器,如瓷碗裡,再蓋上瓷盤後用微波解凍,這比傳統利用水流、泡水或室溫解凍快上好幾十倍時間;冷藏食物的加熱速度,一樣比電鍋蒸、煮鍋煮或炒鍋回溫快上好幾倍,但可用中火慢慢加熱,一方面減少水分快速流失,一方面也避免因高溫而使食物變性。

2.不要直接以微波加熱紙製便當盒。

平常我不會使用紙製便當,因為紙張內膜有層膠膜,其中含有塑化劑,此外更不會微波加熱紙便當,因為一旦遇熱會溶出塑化劑。

3.紙盒裝的牛奶、豆漿,倒入馬克杯內後再加熱。

到便利商店買牛奶、豆漿時,不妨自備馬克杯,倒入後請店員代為加熱。

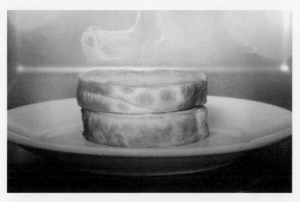

加熱冷凍食品時,應將食物放置在安全容器上,用中火慢慢加熱,一方面減少水分快速流失,一方面也避免因高溫而使食物變性。

4.用中火以下分次微波,而不是一次溫熱到位。

以牛奶為例,一定開中、低小火,加熱時間限定一分鐘。為避免加熱不均,再繼續微波兩、三次,每次限定一分鐘。

5.不要將微波爐當作烹調用具,而是輔助工具。

例如烤雞腿,一般做法是放入烤箱烤約四十分鐘,但為了縮短時間,又不流失美味,可以先利用微波爐加熱至六、七分熟,再移到烤箱烤約十分鐘,分兩次翻面烘烤,一樣能享用皮脆肉嫩的烤雞腿。

6.使用微波爐時不要站在微波爐旁邊。

使用微波爐時要距離三十公分以上,以策安全。

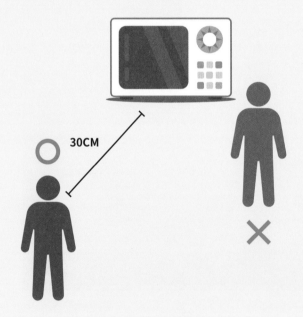

30CM

使用微波爐加熱食物時,應與微波爐距離三十公分以上,以策安全。

安心吃、放心用,權威環境毒物專家教你輕鬆打造無毒生活

濫用生長激素，
埋下癌症因子

最近有擔心孩子性早熟，影響生長的家長，很慎重地向我請教，最初我以為是要問我性早熟的意見，「我已經盡量讓孩子改變飲食、生活習慣，避免接觸太多塑化劑的機會，應該會降低性早熟？」我很替這位家長高興，她讓孩子少碰塑化劑的做法值得肯定，但後來話鋒一轉，原來她更擔心孩子的第二性徵在「不對的年齡」提早出現，害怕影響身高，問我可不可以使用生長激素？這位家長有天與年齡相仿的媽媽們聚會，熱烈討論小孩身高長得不夠高該怎麼辦？其中的一位媽媽建議可以照手部X光片「測骨齡」，再抽血驗「生長激素」，如果生長激素不足，可以打生長激素針或吃藥補救，因為她覺得孩子的身高比同年齡小孩來得矮小，很想讓孩子接受生長激素長高，又很擔心會有副作用而猶豫不決。

生長激素是由腦下垂體所分泌的荷爾蒙，主宰生長發育、孩童身高的增長，而且會影響脂肪與肌肉量。天下父母心，一旦孩子體內生長激素分泌不足，心急的家長常會四處打聽是否有什麼轉骨秘方，或是求助內分泌專科醫師，希望透過施打生長激素拉抬身高，或讓孩子長肌肉。

父母親擔心孩子身高差人一大截或發育不良，會輸在起跑點

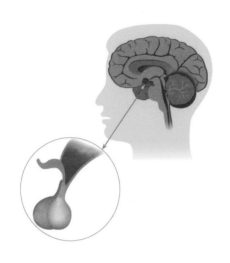

生長激素是由腦下垂體所分泌的荷爾蒙，主宰生長發育、孩童身高的增長，而且會影響脂肪與肌肉量。

上，影響人格發展，會很關注孩子每一階段的生長問題，這絕對是正確的態度，就像我當年一樣會關心孩子的身高、體重及發育情形。

我給予這位家長的意見是，最好透過均衡飲食、規律生活作息、多做彈跳和拉伸運動，像籃球、排球、跳繩及跳躍，以刺激生長板及改善肌肉韌帶，有助改善矮小身高。至於要不要施打生長激素，應與醫師進行充分討論最適合施打的時間、會有哪些副作用、要配合哪些注意事項，有了完整資訊後再作考量，而非人云亦云，畢竟生長激素是基因工程合成的荷爾蒙激素，必須先做了解後再決定施打的可行性。

其實生長激素不只適用孩童的發育生長，為爭取優異成績的運動員、想要抓住年輕尾巴的抗老族群，都是使用頻繁的族群。生長激素具有使肌肉健壯、提高肌肉質量、有助爆發力的特色，很早就被運動員使用，以奪得優異成績，但目前已被列為競賽禁藥，不能服用，也不能被檢驗出來，否則會被取消奪牌資格，而且遭到禁賽。只是運動員服用生長激素早已不是秘密，像贏得七屆環法自由車賽冠軍的阿姆斯壯、美國職棒大聯盟前洋基隊的A-Rod都曾被驗

安心吃、放心用，權威環境毒物專家教你輕鬆打造無毒生活

出使用禁藥。

體內生長激素分泌會隨著年齡增加而下降，濃度最高峰是在青春期，二十一歲以後濃度會停止攀升，每十年濃度會降低14%，到了六十歲，濃度只剩下一半，八十歲只剩五分之一，所以有不少中老年人希望藉由施打生長激素抓住青春的尾巴。

雖然生長激素可以做為長高、長壯、抗衰老的利器，但是長期濫用之後，不免出現副作用或有毒性。為什麼會有濫用情況？雖然生長激素不是我的研究項目，但看過相關文獻資料，也從旁獲悉，不少人施打後，倍覺精神十足、體力倍增、肌肉緊實有力、皮膚潤澤光亮，而且使用過後常會出現心理上癮，不再繼續施打會渾身不自在，容易養成長期持續性的濫用。

生長激素最早是使用在侏儒症身上，後來基因工程技術成熟，目前已廣泛使用在孩童成長及抗老化方面，只是生長激素需經年累月使用，治療必須皮下注射，且需施打至少六個月以上方能見

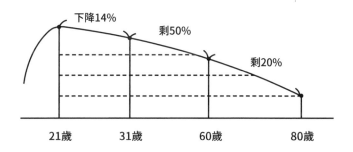

人體內的生長激素分泌會隨著年齡增加而下降，濃度最高峰是在青春期，八十歲時僅剩五分之一左右。

到效果，過程中仍需定期回診追蹤，配合飲食與運動，才會有顯著功效。但許多人沒有尋求專業醫師的治療，而是自行使用效果有限的舌下噴射或口服劑型生長激素，並不了解長期濫用的危險，常在發生副作用或有毒性以後，才發現為時已晚，後悔莫及。

生長激素是有其作用的，但不是每個人都適合，即使適合使用，也必須遵照專業醫師醫囑用藥及監控，才能夠降低長期使用引發的健康損傷問題。其實一個人的高矮與否、從年輕到衰老，都是人生的一部分，與其用可能產生副作用的方式追求，還不如健康、快樂地活出自我。

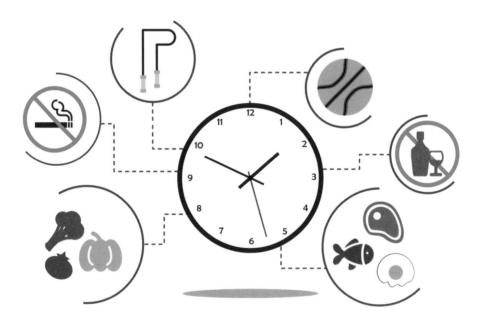

透過均衡飲食、規律生活作息、多做彈跳和拉伸運動，像籃球、排球、跳繩及跳躍，以刺激生長板及改善肌肉韌帶，有助改善矮小身高。

安心吃、放心用，權威環境毒物專家教你輕鬆打造無毒生活

壬基酚
引爆男性蟲蟲危機，
導致生育率降低

　　什麼是壬基酚（Nonylphenol, NP）？壬基酚是用來生產非離子型界面活性劑的無色透明液體，由於結構上同時具有親水與疏水性，可以將兩種不同性質、無法相容的物質緊密混合在一起，所以廣泛應用在清潔劑、乳化劑、殺蟲劑、農藥的製造上，做為界面活性劑使用。舉凡家庭用洗衣粉、洗碗精、洗衣精、乳液、洗髮精、除污劑都有壬基酚的足跡；另外，約有八成的工業用洗滌、去除油污清潔劑、紡織印染助劑、潤滑油添加劑、農藥乳化劑、樹脂改性劑、樹脂及橡膠穩定劑等產品，也會添加壬基酚，可說是使用十分廣泛的化學產品。

　　它與我們的生活息息相關，而且早已證實是環境荷爾蒙毒素。近年來，國內外研究更陸續發現，壬基酚影響人體內分泌系統甚鉅。在人類毒性研究中顯示，壬基酚本身具有雌激素特性，亦具抗雄性激素的特性，會增加罹患乳癌機率、減少男性精蟲數目的風險。

　　停止使用壬基酚已是全球趨勢，歐盟國家中的德國、荷蘭、比利時、英國、丹麥、西班牙、瑞典、芬蘭已有不同禁用措施，挪威從二○○一年開始明文規定工業用清潔劑不可添加壬基酚，歐盟

二〇〇五年則規定，除了政府合格授權的殺蟲劑、生物抑制劑，添加任何產品中的壬基酚和壬基酚聚乙氧基醇類化合物都有重量比限制，不可高於0.1%。環保署自民國九十七年開始列管壬基酚為「第一類毒化物」，家用清潔劑禁用壬基酚，且定期抽檢，而國內工業用（紡織業、金屬業等）清潔劑並未禁用。目前環境毒物相關學者及環保團隊已提出全面禁用要求，但在尚未實施以前，我很擔心國人暴露於壬基酚的威脅之中。

如何減少壬基酚對內分泌的影響？

選購清潔劑、洗衣精時，一定要詳細查看，凡成分有「壬基酚」或英文「nonylphenol」的標示，一定要拒絕選購及使用。

目前市售家用洗碗精添加的界面活性劑，80%是石油提煉成分，或以石化成分混合天然植物油所製成，還有一部分是添加壬基酚。只有少數是純天然洗碗精，它的親油性端是椰子油、棕櫚油，親水性是從含澱粉的天然穀物中分解的葡萄糖構成。

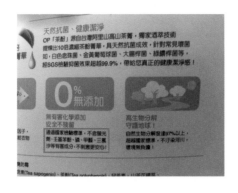

選購清潔劑、洗衣精時，一定要詳細查看，凡成分有「壬基酚」或英文「nonylphenol」的標示，一定要拒絕選購及使用。

想要享有無毒生活，可以用天然洗劑取代。但不是每一種天然物質都可以用來當作洗劑，像是坊間常用的黃豆粉、茶粉及無患子，容易沉積水管或排水溝反而形成堵塞，排放到河川，有氧化之虞。因此使用時除了考量到人體健康之外，也需留意是否對環境無害。

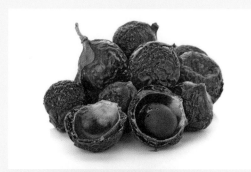

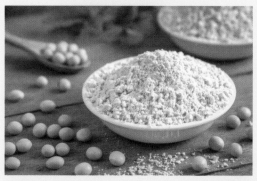

使用無患子、黃豆粉等天然洗劑固然不用擔心身體遭受毒害，但也要小心選用，不要使用會污染環境的材料，才能創造身體健康、環境保護的雙贏！

各種天然洗碗精的製作方式與用途

天然洗碗精項目	原理及製作方式	用途
洗或泡的米水和煮麵水	洗完米的米水，或浸泡過米的水不要倒掉，可以當作清潔劑。	清洗碗盤、玻璃杯、馬克杯、不鏽鋼杯等餐具。
小蘇打水	• 又稱碳酸氫鈉或重碳酸鈉，是弱鹼性物質，具有中和酸性油污、消除臭味、軟化水質作用。 • 小蘇打粉可以到商店購買，用三大匙小蘇打粉加上 500CC 水，均勻攪拌後，就是小蘇打水。	清洗碗盤、玻璃杯、馬克杯、不鏽鋼杯等餐具，以及廚房鍋具。
白醋水	• 弱酸性物質。 • 白醋可以到商店購買，用兩倍的水稀釋，就是白醋水。	清洗碗盤、玻璃杯、馬克杯、不鏽鋼杯等餐具，以及廚房鍋具。

安心吃、放心用，權威環境毒物專家教你輕鬆打造無毒生活

天然洗碗精項目	原理及製作方式	用途
檸檬酸或檸檬汁 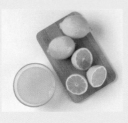	• 弱酸性物質。 • 將檸檬擠成約一杯的檸檬汁，可以用小蘇打粉，或白醋、蘆薈、水混合成糊狀或液狀清洗污處。 • 檸檬酸可在藥局或化工行購買。	清洗碗盤、玻璃杯、馬克杯、不鏽鋼杯等餐具，以及廚房鍋具。或加入洗碗槽內去除污垢。
柚子皮、橘子皮、檸檬皮 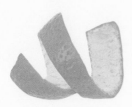	• 弱酸性物質。 • 將柚子皮或橘子皮、檸檬皮蒐集到一定份量後，加水煮二十分鐘，再添加 200：1 比例的小蘇打粉，就是天然果皮洗碗精。	清洗碗盤、玻璃杯、馬克杯、不鏽鋼杯等餐具，以及廚房鍋具，也可清洗抽油煙機或瓦斯爐。

噴灑穀物、水果的農藥含有壬基酚

壬基酚是國際間列管的第一類毒物，最近我從國外研究資料中發現，添加壬基酚的脂溶性農藥會噴灑在水果、穀物等農作物上，導致蔬果殘留壬基酚。經過查證，國內也有農藥使用壬基酚做為界面活性劑的紀錄。

壬基酚80%都是用在清潔、乳化、除油污產品上，比如家庭用洗衣粉、洗碗精、洗衣精、乳液、洗髮精、除污劑。為什麼殺蟲、驅蟲的農藥中會添加壬基酚呢？農藥有水溶性及脂溶性兩種不同配方，調製脂溶性農藥配方時，為了讓油、水成分混合，必須透過界面活性劑讓兩者相融合，壬基酚是最常用的一種界面活性劑。

生吃蔬果，農藥殘留問題大

許多養生專家提倡天天五蔬果的健康飲食觀念，但蔬果常有農藥殘留的隱憂，所以購買及食用之前，一定要懂得如何辨認蔬果殘留程度，才能有效降低農藥殘留對身體的傷害。

根據衛福部食藥署每個月公布市售農產品殘留農藥監測檢驗結果，截至目前為止，每次檢驗都會有10%生鮮蔬果檢驗出過量的農藥殘留及不可檢出的農藥品項。從過去農藥殘留不合格的蔬菜來看，豆菜（含四季豆、醜豆、豇豆等）的不合格次數最高，其次為豌豆莢（含荷蘭豆、扁豆、皇帝豆）、甜椒（含彩椒）、小黃瓜、

萵苣（含A菜、菊苣、蘿蔓、大陸妹），另外葉菜類的青江菜、小白菜、油菜、青椒、番茄也名列在內。

　　蔬菜富含酵素、維生素、礦物質、植化素、膳食纖維，加熱烹煮後營養素會遭到破壞，生吃則可以充分攝取營養素。站在長期研究環境毒物的立場，由於蔬果的農藥殘留情況始終未見改善，我鼓勵大家在食用生菜沙拉前，一定要清洗乾淨。另外，生菜還有易殘留土壤中細菌及寄生蟲卵的情形，徹底洗淨才可以降低農藥及生物污染情形發生。

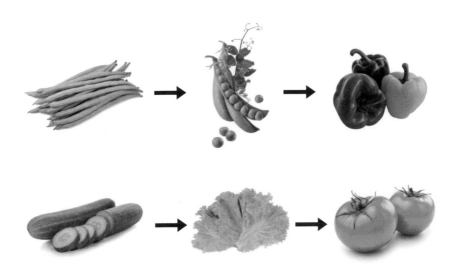

根據衛福部食藥署公布市售農產品殘留農藥監測檢驗結果，10%生鮮蔬果會檢驗出過量的農藥殘留及不可檢出的農藥品項，其中豆菜的不合格次數最高，其次為豌豆莢、甜椒、小黃瓜、萵苣，另外青椒、番茄也名列在內。

環境荷爾蒙是隱藏在生活習慣中的殺手

1. 選購蔬果前，仔細看看外包裝上是否有生產履歷標示。向不同菜販、有機商店、超市採買，不要固定在一家選購。

2. 優先採購友善農業栽種的蔬菜，以降低農藥的暴露量風險。

3. 經常查閱政府機關提供的蔬菜農藥殘留公告http://www.fda.gov.tw/TC/index.aspx，留意每一個月份、每一個季節有哪一類的蔬菜屬於高殘留農藥作物，以避開在這段期間食用。

4. 重視蔬菜的清洗，打開水龍頭用自來水沖洗五至六分鐘，再浸泡於清水中十分鐘。

選購蔬果前，仔細看看外包裝上是否有生產履歷標示。

雙酚A
不孕天敵、
干擾性荷爾蒙

　　二○○九年，美國哈佛大學公共衛生學院在《環境與健康展望期刊》（Environmental Health Perspectives）刊載一篇雙酚A釋出實驗，受試者是七十七位大學生，實驗為期兩週。第一週每天飲用的是不鏽鋼瓶盛裝的冷水，第二週每天飲用的是聚碳酸酯PC塑膠瓶盛裝的冷水，每週喝完後，再檢測尿液、記錄，結果發現，第二週驗尿時，尿液中雙酚A的濃度高於正常人平均水準，比第一週尿液增加69%的濃度。實驗期間，受試大學生沒有改變任何生活模式，只有盛裝冷水的容器改變，所以研究者高度懷疑是PC塑膠材質之雙酚A釋出水中造成的結果。

　　雙酚A（Bisphenol A, BPA）又稱二酚基丙烷，是製造聚碳酸酯（PC）、環氧樹脂材料及熱感應紙等製品的重要原料，在工業界使用已有半個世紀之久。由於具有韌性強、耐熱性高、質量輕、透明性佳、耐衝擊、電子阻抗強等特性，雙酚A廣泛應用於各個產品，包括食品包裝、透明容器、家電產品、LCD電視、電子零件、光碟、車前燈、相機鏡頭、安全帽、護目鏡、感熱紙、人造假牙、通訊設備等。

　　雙酚A對生殖系統的危害甚鉅，近年來國外對雙酚A的研究發

環境荷爾蒙是隱藏在生活習慣中的殺手

現，它有降低雄性睪丸功能、提高不孕症機率、干擾胎兒生長等副作用，《人類生殖期刊》（Human Reproduction）有篇論文指出，雙酚A會影響女性內分泌、生殖能力、男性精蟲異常等問題。《美國國家衛生研究院公眾近用》（NIH Public Acess）刊載一篇〈精液質量及精子DNA損傷與尿液相關，來自不孕不育診所〉的研究，發現雙酚A對精液質量的降低及精子DNA損傷有關聯性；《美國生殖醫學學會》也有一篇〈尿液雙酚A（BPA）與精液質量水平相關〉的研究，結論顯示尿液中雙酚A濃度與精液質量有密切關係，也就是雙酚A濃度越高，精液濃度、精子數量及活動力越低。

近年來的研究又發現雙酚A會對兒童大腦產生不良影響，二〇一五年七月《神經毒理期刊》（NeuroToxicology）刊載一篇〈雙酚A：人類暴露及神經行為〉（Human exposure and neurobehavior）的研究，發現無論是產前或產後暴露於雙酚A中，都有可能會對兒童大腦產生不良影響，出現侵略行為、焦慮或抑鬱症狀。

你使用的奶瓶合格嗎？

嬰兒呱呱落地以後，挑選奶瓶就是新手父母的功課之一，面對各種不同功能、材質的產品，常常研究再三，究竟是要挑選體積輕薄、價格便宜的塑膠材質？還是耐用厚重、安全性高的玻璃材質？

塑膠材質的奶瓶因為重量輕、耐摔，很受媽媽們的青睞，但是國際間諸多研究發現，使用不當時，比如沖泡加熱、高溫消毒、刮傷、磨損等狀況，所含的雙酚A容易釋放出來，會提高嬰幼兒暴

安心吃、放心用，權威環境毒物專家教你輕鬆打造無毒生活

露其中的風險,而且使用時間越長,釋放的毒素就越多。

　　雙酚A可能會從容器溶出至食品和飲料中,再經飲食進入體內,因此各國紛紛制定了相關法規。民國九十八年行政院環境保護署依據「毒性化學物質管理法」,公告列管雙酚A為第四類毒性化學物質;民國一○二年食品藥物管理署修正發布「食品器具容器包裝衛生標準」,規定嬰幼兒奶瓶不得使用含雙酚A之塑膠材質,同時規定PC材質的塑膠食品器具、容器、包裝之溶出量的標準為0.6 ppm以下(嬰幼兒奶瓶除外)。

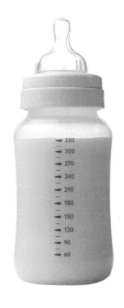
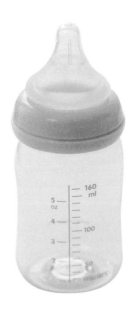

塑膠材質的奶瓶使用不當時,所含的雙酚A容易釋放出來,會提高嬰幼兒暴露其中的風險。如果可以,使用玻璃奶瓶會是最好的選擇。

自從政府公布禁令之後，PC奶瓶已經無法生產及販售，於是市面上出現標榜不含雙酚A（BPA free）材質的奶瓶，但是民國一〇四年，衛福部進行抽驗一百二十九件奶瓶，仍有四件驗出違規殘留26~165ppb（十億分之一濃度）雙酚A，其中不乏知名品牌，所以挑選奶瓶時需要慎重。

不含雙酚A的奶瓶材質有PP、PES、PPSU、矽膠、玻璃和不鏽鋼奶瓶，其中的矽膠、玻璃、不鏽鋼非塑膠材質，自然不會含有雙酚A；至於PP、PES、PPSU是塑膠材質，雖然不含雙酚A，但因價格比起PC材質昂貴，很可能會有仿冒品，購買時更要看清標示。

全種類奶瓶總整理

● **塑膠奶瓶**

　1.PC奶瓶：材質輕、不易碎，但是使用在超過100度的高溫下，會釋放雙酚A，且使用時間越長釋放越多，對嬰兒發育、免疫力有不好影響。

　2.PP奶瓶：穩定性與耐熱性皆高，但PP奶瓶的使用壽命短，也沒有PC材質的奶瓶透明漂亮。

　3.PES奶瓶：輕巧耐摔，方便清洗，不含雙酚A，可耐熱180℃，但缺點就是容易有殘留的奶垢難以清洗。

　4.PPSU奶瓶：輕便、耐摔，但是價格較貴。

● **矽膠奶瓶**

　瓶身較軟，輕巧耐用，也不易老化、不易碎裂，但是價格較高。

● **玻璃奶瓶**

　安全性佳、玻璃透明度高，耐熱性佳，且不易刮傷也較不會藏污納垢，唯一缺點就是強度不夠，容易碎裂。

● **不鏽鋼奶瓶**

　耐用且抗菌衛生、不易破碎，非常經濟實惠。缺點是不透明導致難以定量，略顯麻煩，此外因不夠輕巧，攜帶麻煩。

安心吃、放心用，權威環境毒物專家教你輕鬆打造無毒生活

國際上對雙酚 A 的立法規範

加拿大	二○一○年三月禁止嬰兒奶瓶含有雙酚A之後，再擴大到食品和飲料包裝。
歐盟	二○一一年三月禁止生產含有雙酚A的塑料奶瓶，二○一二年六月起禁止進口或在市場上銷售含有雙酚A的塑料奶瓶。
法國	二○一○年七月暫時禁止生產及販賣含有雙酚A的奶瓶。
美國	二○一一年一月提出禁止在所有食品和飲料容器中使用雙酚A的法案。
台灣	民國一○一年九月修正「食品器具容器包裝衛生標準」，嬰幼兒奶瓶不得使用含雙酚A（Bisphenol A）之塑膠材質。對於其他塑膠類食品器具、容器、包裝使用PC材質者，訂出「雙酚A」溶出標準不得高於0.6 ppm（百萬分之一濃度）。

- 玻璃奶瓶比較重，且有摔破之虞，卻是最安全的奶瓶。
- 盡量選用不含雙酚A的奶瓶，包括：PP、PES、PPSU、矽膠、玻璃和不鏽鋼材質。
- 不使用PC（聚碳酸酯）容器喝水、裝食物。

安撫奶嘴安全嗎？

寶寶越長越大，開始會哭、會鬧，不少新手父母便會開始給寶寶吸吮奶嘴。研究證實，寶寶天性就會吸吮，且藉由吸吮反應，可以獲得足夠營養，也容易得到安撫效果，比較好入睡。

只是陳列在架上的安撫奶嘴價格差異好大，少則幾十元，多則上百元，材質也不同，哪一種比較好？我常給大家的建議是安全無害第一，畢竟安撫奶嘴是寶寶含在嘴裡的東西，一定要注重安全性。

目前安撫奶嘴有分全乳膠、半乳膠、全矽膠、半矽膠。乳膠奶嘴是由橡膠乳汁或乳膠製成的，因為是天然材質，顏色偏蠟黃原色，質地柔軟，彈性較佳，但有橡膠味，容易變質，使用壽命較短。矽膠奶嘴是人工合成材質製成，顏色無色透明，挑選關鍵在於是否有標示「BPA free」或塑化劑的標示，歐盟從二○一一年六月

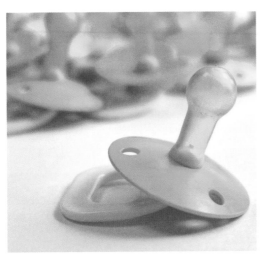

各品牌的安撫奶嘴價差大，材質也不同，究竟哪一種比較好？建議安全無害是第一選擇，畢竟安撫奶嘴是寶寶含在嘴裡的東西，一定要注重安全性。

起已規定嬰兒用品必須有「BPA free」標示。

安撫奶嘴使用後必須經常清洗以保持清潔，一旦有刮傷、破損、變質、起霧狀態，需立即更換，否則不僅裂縫易滋生細菌，奶嘴中存在的有害物質也會釋出，對寶寶健康形成危害。

生活中常見的雙酚A

在日常生活中，處處可見雙酚A的蹤影。我們每天出門到超商、超市買東西，或到ATM領錢，都會拿到感熱紙發票、明細表，由於列印時不會用到墨水，成本低廉，因此廣泛使用於傳真紙、信用卡簽單、彩券、收據等。感熱紙是利用加熱原理將填料融化，促使染料和顯影劑接觸，而當染料發生變化後，紙上就會呈現需要的各種資訊，而雙酚A正是顯影劑中的成分之一，如果碰過這些東西後不洗手就直接用手拿起麵包或洋芋片吃，就有可能將雙酚A吃進身體裡面。

此外，製造罐頭時，罐頭內層會塗抹一層環氧樹脂，它在製

造過程中會添加雙酚A，避免馬口鐵生鏽與氧化，並防止食物腐敗。倘若食品罐頭存放在陰涼之處，沒有受到長時間日曬，打開後直接使用，或未曾以加熱、微波等方式處理，一般來說是不會釋出雙酚A的，但若用電鍋加熱或微波處理，很容易釋出雙酚A，所以食用罐頭食品時，一定要記住「冷處理」。

環毒博士這樣做 ✓

- 用手接觸到影印紙、發票感熱紙、ATM收據紙、信用卡簽單後，盡快洗手，避免雙酚A殘留在手上。
- 多吃天然食物，少食用罐頭食物。
- 不要將食物放在罐頭內加熱。
- 多喝水，有助代謝排出體內的雙酚A。

用手接觸到影印紙、發票感熱紙、ATM收據紙、信用卡簽單後，盡快洗手，避免雙酚A殘留在手上。

安心吃、放心用，權威環境毒物專家教你輕鬆打造無毒生活

有機汞
小心吃魚變吃毒

　　我經常倡導「不要天天吃大型掠食性魚類」的觀念，因為大型掠食性魚類體內所含的甲基汞（有機汞的一種）濃度，比其他水產物高上數十至數百倍。國人平均每天吃魚及其他水產類食物約八十五點六克，高於日本的每日食用七十九克，更高於美國近六倍，因此若經常吃大型掠食性魚類，體內有機汞濃度就相對會較高。

　　目前研究發現，有機汞會造成中樞及周邊神經系統的傷害，亦會抑制胰島素分泌，形成胰島素阻抗，導致最後罹患糖尿病。另外，有機汞會通過胎盤或母乳分泌影響胎兒及嬰幼兒，有可能造成早產、兒童發育遲緩、肌力不足等症狀。

　　魚類含有豐富蛋白質，有助身體成長、發育及修護細胞，而且有不少研究指出，鱈魚、鮪魚、鮭魚等大型洄游魚類含有DHA、EPA，有助孩童的大腦發育，具有提高記憶、認知功能的效果，同時可以保護視力、減低失智、提高心血管健康、降低發炎症狀。有些孕婦會大量吃魚，希望生出健康寶寶，但孕婦與哺乳婦女要留意，盡量多吃大小三十公分以下的魚類，減少食用大型掠食性魚類，以降低毒素風險。

　　民國九十四年，環保署曾經調查國人頭髮當中的汞含量，每

公斤高達二點四毫克，顯示國人受到有機汞的影響不小。我也曾接受衛生署國民健康局委託，調查國人血液中的汞濃度分布，研究顯示，經常食用遠洋魚獲，尤其是大型掠食性魚類的居民血液中的有機汞濃度，比起近海地區食用小型魚貝類居民高出許多。

該項研究在北、中、南、東部進行，依照漁戶數進行抽樣，最後選出八個鄉鎮市地區進行調查，包括東部的宜蘭縣蘇澳鎮、羅東市，北部的淡水鎮、板橋市，中部的彰化縣芳苑鄉、大村鄉，南部有高雄市的旗津區、新興區，共有五百六十五人參與。

經過比對後，發現漁戶最多地區的民眾，血液中平均汞濃度為每公升十三點八微克，其中蘇澳、旗津區民眾平均濃度最高，分別為二十六點一微克、二十一點七微克。旗津區有位民眾是遠洋漁船船長，體內血液的汞濃度更高達一百八十四點九微克！最低為板橋市、芳苑鄉，分別為六點九五微克與七點九微克。

同樣是漁戶最多的地區，為什麼蘇澳、旗津區民眾的汞濃度這麼高？原因是它們是國內遠洋漁業基地，民眾食用的魚類以大型掠食性魚類居多，因此攝取汞濃度偏高；但是板橋市、芳苑鄉捕獲的多是近海魚類，民眾習慣食用小型魚類和貝類，體內汞濃度相對降低。

吃魚好處多，但是海洋污染風險日趨嚴重，吃錯魚不僅會損害健康，也可能影響下一代，身為父母者應做好食品把關的工作。

＊註：世界衛生組織WHO建議：人體內汞含量超過二十微克，便有健康風險。

有機錫
破壞免疫系統的隱形殺手

　　魚貝類除了含汞以外，還有一個隱形殺手叫做「有機錫」，其毒性很強。有機錫是鮮少人注意的海洋污染物，一樣會透過食物鏈關係，讓身體裡面蓄積。如果在血液或頭髮中檢驗到有機錫化合物，顯示身體已受到污染，需要進行體內大掃除，以免造成健康風險。

　　我在二○一三年接受衛福部食品藥物管理署委託，調查國內水產市場中經常食用的五大類、三十二種水產品中的有機錫含量。此外我也做了有機錫對國人飲食健康風險評估，發現三丁基錫+二丁基錫+三苯基錫在甲殼類、貝類及大型掠食性海水魚類的濃度偏高，其暴露危害指標（Hazard Index, HI）對於不同年齡層的男童的危險指標皆高於一，可能對免疫系統具有危害性。因此，為了孩子的健康著想，應建議減少甲殼類、貝類及大型海水魚的攝食量。

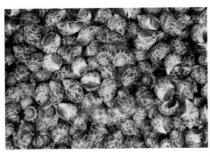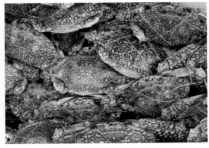

有機錫在甲殼類、貝類及大型掠食性海水魚類的濃度偏高，為了健康，應減少攝食量。

有人認為食用海水箱網養殖的魚可減少有機錫的暴露，但是，利用內灣海域設置的海水箱網養殖魚類，由於養殖期間長達兩年之久，箱網會逐年向下沉，而為避免箱網下沉，過去常將箱網的繩索浸泡過有機錫，因此飼養大型魚類很容易接觸到有機錫。若兒童大量食用箱網養殖的大型魚類，也會提高有機錫暴露量，影響免疫系統。

有機錫造成稻米和海洋污染

我曾看過一則查獲農藥走私的報導，經調查結果發現，這些農藥都屬於禁用農藥，也就是屬於有機錫的「三苯醋錫」，當時引進台灣的原因是用於消滅福壽螺，但由於具有危害性，後來已列為禁藥。

有機錫是人工製造化合物，當它進入土壤、河川、海洋環境後，會導致螺貝類出現性變等生殖系統危害，亦屬於內分泌干擾物質。有機錫可透過食物鏈進入人體，影響到免疫系統。幾年前，我與研究團隊做全台灣河川調查時，發現花蓮秀姑巒溪灌溉渠道的底泥，含有濃度很高的三苯基錫，很擔心會污染到當地種植的稻米及養殖的黃金蜆，如果不能快速找到污染源頭，民眾便有可能吃到遭受污染的毒稻米及黃金蜆，影響健康。

經過快速蒐證後，我們發現一些種植稻米的農家擔心福壽螺吃掉稻葉，結不了穗，影響收成，偷偷使用走私農藥，而裡面就含有三苯基錫，難怪會在卑南溪、秀姑巒溪檢測出有機錫濃度，幸好

安心吃、放心用，權威環境毒物專家教你輕鬆打造無毒生活

當時處置得宜，才避免有毒污染事件的擴大。

　　有機錫對螺貝類的生殖系統影響到底有多嚴重？這可以從有機錫對海洋污染的研究調查中一探究竟。早年在海上航行的大型船舶，長年浸泡在海水中，很容易有浮游生物吸附在船底的情形發生，而船舶的年限越長，螺貝類就會越積越多，影響行船速度。若在船底塗上含有有機錫的塗料，有阻絕浮游生物吸附的作用，可提高船舶使用年限達五年，但是三丁基錫及三苯基錫具有毒性，長年航行海上及停靠港口，便形成環境污染災害。

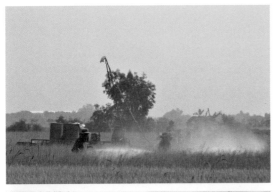

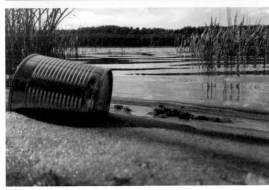

有機錫是人工製造化合物，當它進入土壤、河川、海洋環境後，會透過食物鏈進入人體，影響到免疫系統。

環境荷爾蒙是隱藏在生活習慣中的殺手

常見有機錫用品

船舶底部和漁具的塗料或浸泡劑，作用是阻抗海洋生物附著，延長船舶及漁具的壽命。	✔
製作聚氯乙烯塑料的穩定劑。	✔
製造合成聚乙烯泡棉的催化劑。	✔
玻璃塗料。	✔
農業用殺蟲劑或殺螺劑。	✔
木材及獸皮之防腐劑。	✔
紡織品聚合物。	✔
地下水防污劑、防鼠劑。	✔

安心吃、放心用，權威環境毒物專家教你輕鬆打造無毒生活

1. 混合食用多種魚類，不偏食單一魚種；均衡攝取各類食物，補充身體所需的營養素，提高細胞新陳代謝功能，降低有害物質對身體的傷害。

2. 挑選魚時，我會優先挑選鱈魚、鮭魚，盡量不買大型掠食性魚類，如：鯊魚、旗魚、黑鮪魚等。

3. 大型魚因體型大，魚販會先切好成一片一片的，方便選購。成人一個星期最多只吃一次切片魚，每次不超過一百三十克（約五至六片生魚片大小）。兒童及孕婦則盡量不要吃大型掠食性魚類。

防臭、抗菌衣物含有「有機錫」，會干擾人體內分泌

不少人都有襪子穿了一整天之後，脫下來的那一瞬間，撲鼻而來的臭味令人受不了的困擾。有人是過敏體質，所以會挑選防臭、抗菌、防蟎的衣物、內衣、枕頭、棉被，但防臭、抗菌、防蟎衣物的製造原理，是在紡織成品中添加含有有機錫、銀離子成分的滅菌劑，或是採用滅菌紗原料，以抑制皮膚表皮細菌的增長。

有機錫化合物已被認定為內分泌干擾物質，目前歐盟已經禁止含有機錫的紡織品進入歐洲國家，顯見有機錫化合物的毒性已受到重視。

銀離子自古以來即被認定具有抗菌效果，近年來透過高科技

奈米技術，將銀分解成奈米級銀離子，釋放在水溶液中，殺菌效果更為顯著，且被利用在紡織品中做為滅菌劑。銀離子的殺菌效果雖然已被證實，但對銀離子過敏的人不適合使用，挑選前一定要留意。

細菌、塵蟎、臭味是日常生活中常見的困擾，但不要以為使用防臭、抗菌、防蟎衣物後就可以高枕無憂，因為經過幾次清洗以後，有機化合物會被洗掉，流入自然環境中，不僅效果大打折扣，還會讓進入環境中的有機化合物成為污染環境的殺手，得不償失。

環毒博士這樣做 ✓

1. 不購買標榜防臭、抗菌、防蟎的產品。
2. 有需要購買防臭、抗菌、抗蟎產品時，一定要詳看標示，避開含有機錫化合物、銀離子成分的衣物。

防臭、抗菌衣物含有「有機錫」，會干擾人體內分泌，
還可能流入自然環境中，成為污染環境的殺手。

安心吃、放心用，權威環境毒物專家教你輕鬆打造無毒生活

戴奧辛
高脂食物中隱藏健康危機

大家常聽到的「戴奧辛」（Dioxins）其實是多氯戴奧辛（PCDDs）、多氯呋喃（PCDFs）及戴奧辛類多氯聯苯（DL-PCBs）類化合物的統稱，它是燃燒或製造含氯物質時，所產生無色、無味、毒性很高的脂溶性化學物質，有「世紀之毒」之稱。

高溫焚燒後產生的戴奧辛飄散在空氣中之後，降落到土壤、河水、海水、植物表面，容易儲存在動物脂肪，最後進入人體，並且在累積一定濃度後，就會破壞細胞，傷害身體，因而被國際癌症組織列為第一級致癌物。

可怕的是，我在長期研究中發現，由於戴奧辛是脂溶性物質，高脂食物中也存有較高的戴奧辛風險！

研究顯示，人體暴露戴奧辛類化合物的途徑超過95%來自食物。戴奧辛是脂溶性化學物質，容易囤積在脂肪量高的食物中，必須避免大量食用含高動物油脂食物，並減少攝取大型掠食性魚類及其內臟，才能有效降低戴奧辛的暴露量。

在台灣，曾有三起戴奧辛污染重大事件：台南安南區鹿耳里、顯宮里附近已關閉的中石化安順廠，因缺乏管理，形成戴奧辛高污染區；民國九十四年六月，環保署在彰化縣線西鄉檢驗出戴奧

環境荷爾蒙是隱藏在生活習慣中的殺手

辛毒鴨蛋，經調查是台灣鋼聯公司排放廢氣形成的戴奧辛污染，吹向線西鄉飄落土壤、河水，再經由食物鏈，造成鴨蛋中的戴奧辛濃度飆高；民國一○六年三月進行例行性抽檢，發現批發行販售的雞蛋中驗出疑似戴奧辛超標，含量五點二三皮克（標準二點五）。

地處台南鹿耳里、顯宮里附近的中石化安順廠，已經停工多年，有人形容是「鹿耳門悲歌」。中石化安順廠前身原為經濟部的台鹼公司，生產有毒的五氯酚，是農藥中屬於除草藥劑。在經濟不景氣的五、六○年代，因外銷他國，帶來不少收益。民國七十一年，在環保與經濟因素考量下停工關廠，由中石化接手改名為中石化安順廠，關廠後成為高污染區域，廠內汞、五氯酚和戴奧辛濃度超標，外圍也早已築起嚴密的鐵圍籬，標示「高污染、禁止入內」。

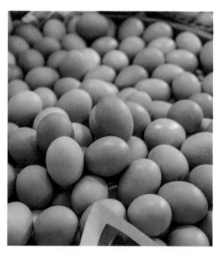

民國一○六年三月進行例行性抽檢，發現批發行販售的雞蛋中驗出疑似戴奧辛超標，毒雞蛋事件再次引發國人對食安的恐慌與不安。

然而，還是有不少居民在污染區裡面養殖魚類，有的賣給當地人食用，剩下的自己吃。由於戴奧辛濃度是長期累積的，他們認為吃了幾十年都沒事，因此不以為意，等到居民相繼罹患慢性疾病如糖尿病、高尿酸血症及腎臟病時才驚覺到，食用含高污染戴奧辛的魚類，和慢性中毒沒有兩樣。

安心吃、放心用，權威環境毒物專家教你輕鬆打造無毒生活

我在多年來研究戴奧辛對生態及人體影響中發現，糖尿病成因中的胰島素抗性指標（HOMA-IR）會隨著血液中的戴奧辛濃度上升而逐漸增加，且在校正干擾因子如年齡、性別、BMI、抽菸、運動、體重控制、糖尿病家族史後，仍有統計上的顯著

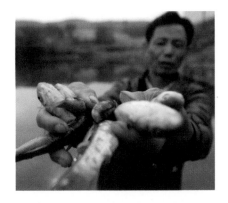

在戴奧辛高污染區域內養殖魚類以販售或食用，長期累積下來，會導致人罹患慢性疾病，如糖尿病、腎臟病等，不可不慎！

相關性。此一結果支持「長期暴露於戴奧辛與胰島素阻抗風險增加有關」的假說，也呼應了它與第二型糖尿病的罹患風險增加有顯著相關性。

我也觀察到血液中戴奧辛濃度會隨著代謝症候群危險因子增加而有提高的趨勢，這便說明了血液中的戴奧辛和代謝症候群（如糖尿病）具有相關性。

戴奧辛導致胰島素阻抗，形成第二型糖尿病

戴奧辛影響糖尿病的機制有些複雜，這可以從第二型糖尿病的起因說起。

糖尿病是無法治癒的慢性病，一旦罹患，必須時時控制血糖的穩定性，避免起伏不定引起各種併發症，包括大、小血管病變，影響所及有心血管、周邊神經、眼睛、腎臟及牙齒的病變。

糖尿病分成第一型、第二型，人體胰臟中的胰島素合成細胞，一種名為 β 細胞遭到破壞時，人體無法製造或正常使用胰島素，這是第一型糖尿病發生的主因，罹患人數不多，約占總糖尿病1~3%。第二型是最常見的糖尿病類型，約占總糖尿病95%，與第一型糖尿病不同的是，身體可以分泌胰島素，只是量不足或細胞對胰島素變得不敏感，無法正常執行血糖的利用，使得血中糖分濃度居高不下。它的形成原因很多，可能是遺傳、年齡或肥胖，但我從研究環境毒素中發現，長期暴露戴奧辛污染之中，血液裡的戴奧辛濃度越高，會增加胰島素阻抗。在我進行中石化舊台鹼安順廠污染調查時，的確發現此一事實的存在，顯見減少環境荷爾蒙傷害是當務之急。

糖尿病類型概述

糖尿病類型	致病機轉	類型占比	致病原因
第一型糖尿病	人體胰臟中的胰島素合成細胞遭到破壞時，人體無法製造或正常使用胰島素。	1~3%	通常為遺傳基因之易致病性、自體免疫，以及環境等三種因素互相作用而導致。
第二型糖尿病	身體可以分泌胰島素，只是量不足或細胞無法正常執行血糖的利用，使得血中糖分濃度居高不下。	95%	可能是遺傳、年齡或肥胖，目前相關研究也證實與暴露在戴奧辛污染中有關。

安心吃、放心用，權威環境毒物專家教你輕鬆打造無毒生活

是什麼因素讓胰島素分泌的量不足？為什麼胰島素分泌了，細胞卻對胰島素變得不敏感？

首先我們必須了解胰島素的作用。胰島素是一種荷爾蒙，由胰臟分泌，它的作用是幫助糖分的利用、儲存，可以順利被大腦利用，或儲存到肝臟、肌肉及脂肪組織中。胰島素又是如何運作，讓葡萄糖被身體利用？胰島素可以說是一把鑰匙，而全身身體細胞有遍布為數可觀的胰島素接受器，可以比喻為胰島素鑰匙孔，只要鑰匙順利插入接受器中，血糖就可以進入細胞中轉換成能量，被身體利用，血液中的糖分自然會降低。

那麼，血液中的血糖是怎麼來的？我們吃進含有碳水化合物的食物，像米飯、麵包等，經消化轉成葡萄糖後，一部分會供應給身體使用，像腦部最重要的養分就是葡萄糖，但腦部不會製造也無法儲存葡萄糖，必須依賴血液中的葡萄糖直接供給，這就是為什麼有人提倡早餐要吃飯糰、三明治等含有碳水化合物的食物的原因。消化形成的葡萄糖，至少有一半是提供腦部、肌肉直接使用，另外一半尚沒有被身體利用的葡萄糖，會儲存在身體裡面，優先儲存的順序是肝臟、肌肉，以肝醣形式保存，就像我們會將暫時用不到的錢存在金融機構裡的道理一樣。

通常處理葡萄糖利用及儲存的整套機制是非常完備的，一部分會馬上被身體利用，讓人能量滿滿、活力十足；另一部分會轉化成肝醣儲存，等到身體能量降低時，再從肝臟、肌肉中提領出來使用，類似到銀行領錢一樣，辦好手續就可以使用了。

但是萬一遇到飲食過量，大量葡萄糖暴增，肝醣儲存量超過

肝臟、肌肉的負荷時，該怎麼辦？

此時肝臟、肌肉細胞就會自動產生胰島素阻抗，降低胰島素的分泌，阻止大量葡萄糖進入細胞內，而且會以脂肪酸形態儲存，以脂肪細胞倉庫形式儲放在身體其他部位，這是身體與生俱來的防衛機制，而且會反映給大腦中樞神經作調整。

因此胰島素分泌的量會不足，或細胞對胰島素變得不敏感，是身體細胞對於營養過剩時的一種保護機制，這時候胰島素這鑰匙不能發揮作用，就稱為胰島素阻抗，作用是提醒身體大腦葡萄糖已經過剩，必須嚴格調控飲食攝取。

胰島素阻抗原本是身體細胞的權宜之策，希望讓鑰匙孔生鏽或是發生阻塞，無法發揮開啟作用，降低過多糖分對身體的衝擊，但是身體大腦中樞卻誤以為胰島素分泌不足，又分泌過多胰島素。原來細胞不開門的原因就是不要讓太多糖分進入，此時更是緊守大門，不讓血中糖分越雷池一步，血中濃度越來越高後，就會引發第二型糖尿病。

胰島素阻抗是身體細胞為調解平衡機制的權限，與戴奧辛有什麼關聯？又在第二型糖尿病之中扮演何種角色？

當血液中的戴奧辛（或其他環境荷爾蒙）含量增加，或戴奧辛（或其他環境荷爾蒙）透過細胞訊息傳導，不斷誘發脂肪細胞增生時，也會減少身體細胞對胰島素的敏感性，一樣會形成胰島素阻抗狀況，因此一旦血液中的葡萄糖過高時，會促進第二型糖尿病的發生。

為了提高胰島素的利用率，除了避免營養過剩以外，降低環

境荷爾蒙的暴露量一樣重要，以免相輔相成的結果，加速糖尿病的惡化。

環毒博士這樣做 ✓

1. 避免大量食用含有豐富油脂的食物，如肉類、食物鏈頂層的大型掠食性魚類及其內臟、魚肚、魚腸。

2. 大型掠食性魚類脂肪量高，容易蓄積戴奧辛，必須降低食用頻率及分量。

3. 吃肉時以瘦肉為主，少吃肥肉，並且多攝取各式蔬菜、水果、穀物等食物。

4. 挑選鮮乳時，以低脂為主。

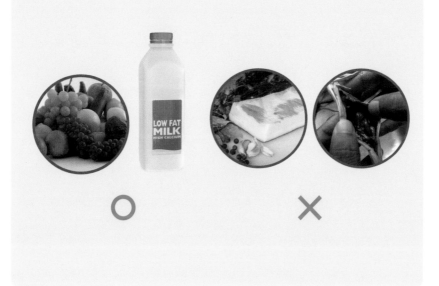

Chapter

2

生活中的
毒素

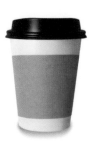

雞蛋很營養，
安心吃更重要

　　雞蛋營養價值很高，含有人體所需的八種必需胺基酸、卵磷脂、多種維生素及礦物質，每天吃一、兩顆蛋已是現代人很普遍的飲食方式。但是吃雞蛋的學問很大，要吃得安心、吃出健康，第一原則還是回到最關鍵的自覺，才能提高安心吃的指數。

　　很多人喜歡吃半生不熟的溏心蛋、歐姆蛋，或者拿生蛋拌醬沾食物吃，覺得吃下去的瞬間口感滑溜很嫩，但這麼做可能會付出受到細菌入侵身體的代價。原因是母雞在產蛋過程，下蛋的產道跟糞便排泄位置相同，蛋殼容易沾染雞糞；另外蛋雞下蛋的地方是在雞舍，接觸雞糞的機會很高，雞糞裡面經常含有大腸桿菌或沙門氏桿菌等致病菌。長期生吃雞蛋或大快朵頤半熟蛋料理，無疑跟敞開身體大門，讓細菌登堂入室糟蹋身體健康的做法沒有兩樣，千萬不要等到健康出現問題，有發燒、腹部絞痛、腹瀉症狀才懊惱不已。為了降低暴露細菌感染危害風險，建議

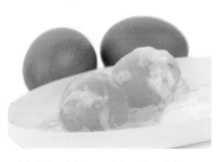
長期生吃雞蛋或大快朵頤半熟蛋料理，無疑是敞開身體大門，讓細菌登堂入室糟蹋身體健康。

買蛋時一定要買洗選蛋，原因是，一顆雞蛋蛋殼約附有三萬一千隻細菌（包括沙門氏菌），然而經洗選的蛋約只有五十隻細菌，因此購買洗選蛋可大幅避免污染冰箱內其他食品，以及減少打破蛋殼時的污染。但即使購買洗選蛋，蛋殼表面仍有五十隻細菌，要安心吃蛋，吃全熟蛋就對了。尤其是在禽流感疫情高峰期，更不可掉以輕心，蛋殼表面沾染的雞糞可能會成為細菌、病毒傳染的媒介，所以除了挑選洗選蛋外，連料理方式也要注意，嚴禁生食，蛋的熟度也需控管到100%再吃。

半熟蛋料理方式

製作未熟半熟蛋料理，宜選用洗選蛋，
並使用100℃熱水汆燙蛋殼五秒進行熱處理，
可殺死表面細菌。

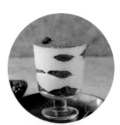

- **生蛋拌醬：**
  美乃滋、千島醬、沙茶醬拌生蛋。

- **生蛋拌飲品、甜品：**
  蛋蜜汁、豆漿加蛋、提拉米蘇、慕斯、舒芙蕾。

- **生蛋拌餐：**
  壽喜燒肉片沾蛋汁。

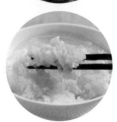

- **半熟蛋餐：**
  韓式拌飯附半熟荷包蛋、親子丼附半熟荷包蛋、鐵板排餐附半熟荷包蛋。

- **半熟蛋：**
  溏心蛋、歐姆蛋、太陽蛋、溫泉蛋。

遇到毒蛋升溫期，該怎麼吃雞蛋？

記得二〇一七年八月份，農委會針對四十五個養雞場進行檢測，發現有三個養雞場的樣本芬普尼（fipronil）殺蟲劑殘留數值超過標準，一經公布後，我就接獲不少憂心忡忡的訊息，歸納如下：「什麼是芬普尼，會致癌嗎？」、「芬普尼殺蟲劑是一種農藥，規定不可以使用在家禽、家畜，怎麼會用在動物身上？」、「雞蛋到底可不可以吃，要怎麼挑選？」、「雞蛋殘留殺蟲劑，雞肉會不會也殘留？可以安心吃雞肉嗎？」、「最近吃的都是雜貨店買的散蛋，要怎麼做才能代謝掉？」

我長期推動民眾使用洗選蛋，尤其在禽流感疫情期間，更是廣為呼籲，此次芬普尼毒蛋事件，我仍如往常建議大家想要吃到安心雞蛋，唯一安全之道就是挑選洗選蛋，畢竟擺在塑膠籃中的散蛋充滿太多不安全的風險，而洗選蛋有一套標準生產作業流程，可以確保安心程度。而且，洗選蛋有明顯生產履歷，選購時可以明確排除有問題的蛋場。

洗選雞蛋出貨之前，需經過清洗、烘乾、紅外線殺菌、剔除破蛋、包裝等機械生產流程，使用冷藏車運輸，避免細菌感染及傳播。美國對洗選蛋要求噴上一層食用蠟，有人覺得洗選蛋外層上一層食用蠟（封蠟），會影響蛋的呼吸，降低新鮮度，但封蠟原因是蛋殼經過清洗後，會洗掉保護雞蛋的一層保護膜（角質層），為了降低微生物趁此空隙侵入風險，以食用蠟封住外殼是一種安全措施，從食用安心的角度來論，洗選蛋比新鮮散蛋來得安全許多。

芬普尼雞蛋是全球性環境毒物污染事件，全球有三十多個國家（比利時、荷蘭、德國、法國、瑞典、英國、奧地利、韓國、台灣等）相繼發生芬普尼殺蟲劑殘留雞蛋問題，只是芬普尼是一種農藥，也是環境用藥，但禁用在家禽身上，怎麼會在雞蛋中檢出？最初看到芬普尼雞蛋污染訊息時，我合理懷疑是人為不當、管理疏漏層層問題交錯而成，後再整合各個相關資料證實的確如此。歐洲各國出現的毒蛋污染原因，是因飼料廠的穀倉會孳生塵蟎等昆蟲，交由清潔公司清除，清潔公司將芬普尼混入除蟎藥劑，以提高除蟲效果，結果污染了幾乎整個歐洲的雞蛋。

　　在台灣，芬普尼是合法用藥，核准使用於稻米及蔬果等農作物，但也有限制，像茶葉就不可以使用，此外也可以做為殺蟲劑，由於毒性會影響昆蟲中樞神經系統而死亡，所以殺蟑藥、滅蟻藥、殺蚊藥、寵物殺蚤劑都會使用芬普尼，用於防治病媒蚊、貓犬蝨蟲及跳蚤及紅火蟻，但規定不可以使用在家畜、家禽身上。雖然是禁藥，但只要有一個環節的螺絲鬆了，遲早會釀成污染問題。雞農有除蟲害需求，藥商可以銷售合格蟲藥，卻違規販售4.95%芬普尼的水懸劑給雞農，管理單位又未積極查核4.95%芬普尼的水懸劑使用現狀，才會有少數養雞業者違法使用芬普尼的問題。挑選洗選蛋是可以避免受到違法藥物的污染，畢竟注重良好信譽、安全管理的養雞場會考量經營風險，不會濫用藥物毀掉辛苦創立的事業。

　　對於芬普尼污染雞蛋，很多人擔心會不會污染雞肉，食不安心？這倒是不用擔心，由於芬普尼毒性屬於中等，半衰期五到六天，毒性就會衰敗，而且肉雞、肉用土雞飼養期約八週至十六週，

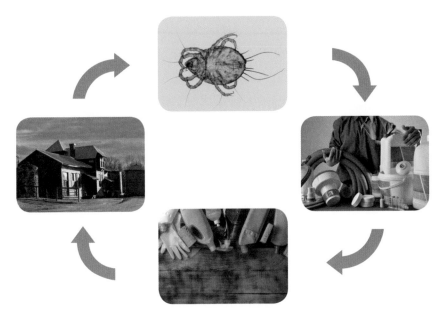

芬普尼毒雞蛋事件，是全球性環境毒物污染，全球逾三十多國相繼發生，造成人人恐慌。

即使接觸到芬普尼，二至三週內就會代謝掉，不會有殘留問題。

　　當然民眾最擔心的是，已經誤食不少含有芬普尼的雞蛋，該怎麼幫助代謝？首先是減少吃蛋及蛋製品的頻率，不要再增加身體負擔，另外多運動、多喝水、多吃高纖蔬果，可加速芬普尼的代謝。芬普尼是脂溶性物質，有一部分會先經過胃腸道消化吸收，進入體內經代謝酵素代謝後排出體外，另外一部分進入到腸道，吸收後轉化成廢物，最後變成糞便排出。多運動、多喝水可幫助代謝；多吃高纖維食物，會增加糞便體積，幫助排便。

飼養比放養雞蛋更安心

不少人喜歡吃土雞肉、土雞蛋，因為肉質好吃、蛋黃Q彈，我同意這個說法，但如果從環境毒物累積觀點來看，則會有較高機會累積環境毒物。

成大環境微量毒物研究中心從二〇〇四年開始，接受政府委託監測市售雞蛋中的環境毒物，二〇一〇年就曾經發現土雞蛋中有較高含量之戴奧辛。由於土雞採放養方式，土壤中有戴奧辛，長期飼養下，土雞體內較容易累積戴奧辛。這種情況國外也發生過。我曾經參加戴奧辛國際研討會，歐洲及美洲均有文章討論放養土雞產出的雞蛋，戴奧辛含量超標問題，原因是放養雞會啄食土壤，所以接觸戴奧辛的機會相對提高，該論點與我長期參與市售雞蛋戴奧辛檢測時得到的結果一致。

以減少攝入環境毒物及避免細菌病毒感染的觀點，我鼓勵國人多吃採用高架飼養雞隻生產的洗選蛋，少吃土雞蛋，會吃得較為安心。目前國內九成雞蛋都是由高架飼養蛋雞所生產，吃到戴奧辛污染的毒雞蛋相對降低。雖然飼養放養雞是基於友善環境的考量，但仍需考量是否有戴奧辛的污染，事先宜做好土壤評估，才能避免釀成更大的環境污染災害。

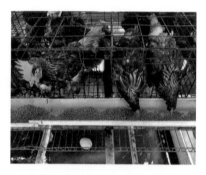

多吃採用高架飼養雞隻生產的洗選蛋，少吃土雞蛋，會吃得較為安心。

安心吃、放心用，權威環境毒物專家教你輕鬆打造無毒生活

潛伏在
飲食中的毒陷阱

民以食為天，現代人不再擔心糧食缺乏問題，而是如何「食以安為先」。針對層出不窮的食品安全問題，我們要提高自覺的不只是塑化劑，還有出現在飲食生活用品之中的化學毒物，一旦日積月累接觸之後，也可能會影響身體的健康。

紙容器暗藏毒素風險

很多人認為紙杯、紙餐具是消耗品，用完即丟，一次性使用也符合安全、衛生的條件，何樂而不為？我則經常宣導不用紙容器的觀念，結果有次演講結束後，一位聽眾問我：「使用紙杯、紙碗，真的有那麼嚴重嗎？」

我的答案是：「積少成多，小風險很容易就變成大風險了。」

紙容器風險①：可能添加螢光增白劑

不少人挑選紙容器時會覺得顏色越白越衛生，但其實不然。為了使紙容器看起來潔白，製造廠商有可能添加螢光增白劑。

螢光增白劑是否會致癌？目前國際間雖無確實定論及報告，

但已證實螢光增白劑會造成皮膚敏感或過敏，嬰幼兒及有遺傳性過敏者要多加注意，避免誘發紅腫、發癢等不適症。衛福部已在民國一〇二年於「食品器具容器包裝衛生標準」中明確規定，食品容器及包裝不得檢驗出螢光增白劑。

紙容器風險②：內層塗料可能含有塑化劑

紙容器內層塗料最早使用的是蠟，噴蠟目的是提高品質、降低生產成本，避免盛裝紙容器裡面的水、飲料或食品直接與紙材接觸。這層蠟遇到超過40℃的熱水就會融化，所以塗蠟紙容器只能盛裝冷水或飲料，不適合裝熱水、熱食。萬一不慎注入熱水讓蠟溶出，使用者可能會出現腹瀉、腸胃不適症狀。

後來廠商又開發將聚乙烯（PE）或聚丙烯（PP）隔水膜塗在

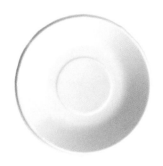

紙容器越白，不代表越衛生、越乾淨，很可能是添加了螢光增白劑。

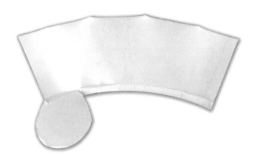

紙杯、紙碗的內層塗料，可能再裝入滾燙熱水的瞬間，會釋出有毒物質，溶入水或食物中。

安心吃、放心用，權威環境毒物專家教你輕鬆打造無毒生活

紙杯上，成為塑膠淋膜紙杯，且將圖案及文字印在紙杯外觀，增加美觀性。聚乙烯（PE）隔水膜塗料的品質不一，製造時若非專一生產線（生產線可能也用來製造聚氯乙烯產品），可能遭受污染塑化劑或發生PE隔水膜剝離、脫落情況。裝入滾燙熱水、熱食瞬間，會溶入水或食物中，一點一滴地被身體吸收。

紙容器風險③：外層油墨毒素可能入侵體內

民國一〇四年三月九日，《中國時報》刊載了一則「某連鎖便利商店的咖啡紙杯，驚爆外層油墨會『溶化』，消費者竟然被沾得手指發黑」的新聞，揭露了紙容器外層油墨毒素不容小覷的問題。

一般使用者往往認為熱飲才會溶出油墨，其實紙杯盛裝冷飲，在外冷內熱作用下，一樣會產生水滴，溶出油墨。另外，紙容器疊放在一起時，如果儲存環境受潮或被污染，也會有油墨殘留的情況發生。

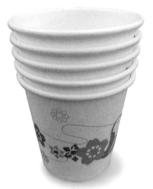

紙杯、紙碗的外層油墨可能含有重金屬，影響人體健康。

依照政府規定，食用級紙容器應使用食用級印刷油墨，但它的價格每公斤兩千元，是工業用油墨的六倍。在成本考量下，廠商多半會改用工業用油墨，尤其是盛裝炸物如蔥油餅、炸雞排的廉價紙袋，這情形很難避免。工業用油墨可能含有甲苯等有機溶劑，它是中樞神經抑制劑，長久暴露之下會影響注意力、記憶力；另外，工業用油墨還可能含有鉛、鉻、鎘、汞等重金屬、有機溶劑，均會影響健康。

民國一〇三年，國內曾爆發一起毒餐盒、毒紙杯事件。某家特殊印刷公司供應上百家餐飲業紙容器，其中不乏知名航空業者、速食連鎖店、連鎖早餐店。業者在製造過程中，要求員工用有毒溶劑甲苯擦拭及除污，幸好有離職員工爆料，相關單位及早處置，依法銷毀了一百公噸餐盒，否則造成的後遺症真是不堪設想。

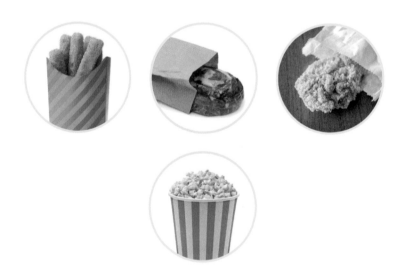

廉價紙盒、紙袋，常使用較便宜的工業用油墨，內含的甲苯等有機溶劑、重金屬，均會不同程度地影響健康。

減量使用紙容器

我很少使用紙杯、紙餐具。平常上班時，我會隨身攜帶兩支保溫瓶，一個裝開水，一個裝咖啡；偶爾去咖啡店時，我也一定會主動跟服務人員說：「請用馬克杯，不要用紙杯。」

為了降低毒素暴露量，重複使用可以回收的容器是最安全的做法。目前我任教的成功大學學生餐廳，以及行政院環保署、台南市環保局等單位，已經不採用一次性紙製容器，合作的餐飲業者必須提供可以回收的不鏽鋼碗筷、玻璃杯等容器才行。

減少食用紙餐盒裝的熱食、熱飲和微波食品

我從過去的研究結果發現，體內塑化劑代謝物特別高的族群，食用微波食品的分量也比低暴露族群高出許多；而高暴露族群每月飲用紙杯裝熱飲的次數，也明顯比低暴露族群多。此外，我盡量不食用紙餐盒盛裝的熱食便當，非不得已時，會選擇冷食餐盒，像壽司、春捲之類的食物。

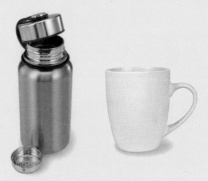

盡量不要使用紙杯、紙碗、紙便當，改用不鏽鋼、陶瓷或是玻璃容器，可以吃得更安心！

對於習慣使用紙容器的人，
請務必注意以下幾點事項：

1. 燈光一照，螢光劑就會現形，只要將紙杯對著燈光照一照，有藍色光影，表示有螢光劑，甚至可能超標。

2. 用力捏住紙杯，優質紙杯即使捏緊也不會變軟，裝水三天也不會滲漏；品質差的紙杯，裝水半小時後就會滲出。

3. 靠近鼻子聞一聞，紙杯受潮或被污染必然形成黴菌，會有一股黴味；紙杯疊在一起時，受潮紙杯外層油墨常會和內層交疊，若聞到一股淡淡刺鼻味，代表油墨已滲入。

4. 倒入開水攪動十秒鐘，再將水倒掉，讓紙杯中的有害物質充分揮發。

5. 紙杯盡量只盛裝冷飲、冷食，不要注入40℃以上的熱飲、熱食。

6. 紙餐盒裡若有吃不完的食物，準備隔餐加熱時，先將剩菜、剩飯盛到瓷盤，再用中低溫微波，千萬別將紙製餐盒直接放進微波爐裡加熱。

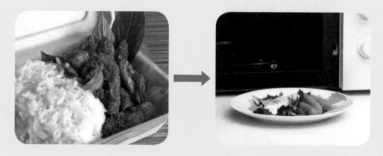

準備隔餐加熱紙餐盒裡的食物時，先將剩菜、剩飯盛到瓷盤，避免直接放進微波爐裡加熱。

安心吃、放心用，權威環境毒物專家教你輕鬆打造無毒生活

用吸管喝飲料，
可能喝下毒！

　　吸管是塑膠製品，具備耐高溫、抗酸鹼特性，廠商在製造時可能添加鄰苯二甲酸酯類塑化劑，來增加彈性、柔軟度及延展性。目前市售吸管材質有PP（聚丙烯）、LDPE（低密度聚乙烯）、PLA（聚乳酸）、PMMA（聚酸甲酯），雖然這些材質標榜食品級、無毒，正常使用之下不會有副作用，但是不少人有咬吸管的習慣，當吸管表面結構被咬破時，裡面所含的塑化劑、重金屬色料很容易會被釋放出來。

　　如果不慎使用到PVC（聚氯乙烯）材質製造的吸管，不僅可能是劣質品，只要溫度超過50℃，你所吃進去的不只是塑化劑，還可能有其他化學添加物。

　　五顏六色的吸管看起來好漂亮，事實上，吸管原本應該是透明無色的，在加了鉻酸鉛（俗稱鉻黃）染色後，就會變成黃、橘色；添加銅以後，就會變成綠色。目前台灣對於吸管有所管制，但是仍有可能買到越南、大陸地區所生產的不合格吸管。

將飲料倒入玻璃杯、瓷杯、鋼杯後再飲用。

使用吸管時，請務必謹記以下三個原則：

1. 使用質地較硬、透明的吸管。

2. 喝一口後立即抽出吸管，不要讓吸管浸泡在飲料裡太久。市售飲料大多是酸性物質，一旦塑化劑、重金屬、有機染料遇上酸性物質，很容易溶出。

3. 有長期使用吸管需求的人，不妨隨身攜帶不鏽鋼、竹子製的吸管。

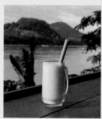

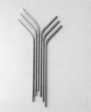

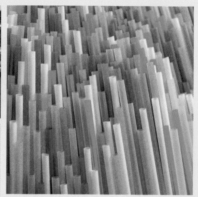

五顏六色的彩色吸管很漂亮，但通常含有有毒物質，如果一定要使用的話，建議還是要選用不鏽鋼製或竹製的吸管，對健康才有保障。

用不沾鍋炒菜、
油炸食物，
會釋放有毒物質

　　很多主婦覺得鐵鍋體積大、重量重，使用起來不順手，更麻煩的是煎蛋、煎魚時會沾鍋，所以不沾鍋就成了最佳選擇。從方便性來看，不沾鍋確實是好物，但從環境毒素研究者的角度來看，我不贊成大家使用不沾鍋來烹煮食物。

　　炒鍋是金屬製造成的，表面布滿孔洞，在鍋子表面受熱後，孔洞會膨脹增大，食物中的蛋白質、醣類成分便會滲入孔洞。有些成分加熱後會凝固，像魚肉蛋白、蛋類蛋白這些固體成分會阻塞孔洞，形成沾鍋現象。

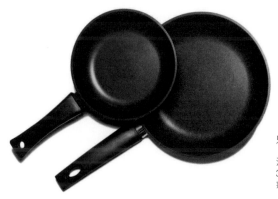

只要在鍋內塗上一層聚四氟乙烯（PTFE）後，烹調食物時就不會沾鍋，一旦加熱到超過600°F（約315℃）時會釋放化學毒素，引發癌症及損害身體的免疫系統。

只要在鍋內塗上一層聚四氟乙烯（PTFE）後，烹調食物時就不會沾鍋。由美國杜邦公司生產的PTFE不沾塗層，商品名稱為鐵氟龍，是一種利用聚四氟乙烯製造而成的聚合物粉末，它具有耐高溫、耐酸、耐鹼、防腐、降低表面摩擦力等特性，最早用在軍事材料，後來廣泛應用在各種塗層上。只是這層塗料於合成時，會使用全氟辛酸（PFOA）做為加工劑，一旦加熱到超過600°F（約315℃）時會釋放化學毒素，引發癌症及損害身體的免疫系統。

　　美國環境保護署在二〇〇六年提出了一份全氟辛酸安全評估報告，建議將它歸為B類「可能致癌物」，許多研究亦顯示全氟辛酸已普遍存在於各種環境介質、日用品與食品之中，遇到高溫會釋放化學毒素。

　　一般來說，大火油炸的溫度往往超過315℃，而炒菜時若是不加入油作媒介，在持續加溫的情況下，突破400～500℃都是常見的。所以用不沾鍋直接炒菜、油炸，極有可能釋放出化學毒素。

　　目前不沾鍋塗料標榜無添加聚四氟乙烯，也就是無鐵氟龍，改採用奈米矽材料，不過這種不沾鍋的耐用度較差。另外還有一款常見於各大餐飲店、小吃攤的煮食材質，叫做鋁鍋。鋁鍋材質輕、導熱快，但鋁鍋加熱若遇到食物中的酸性物質便會釋出鋁，過量暴露鋁中可能導致神經毒性，相關研究認為與阿茲海默症（老年癡呆症）有關，所以一定要避免使用鋁鍋烹煮食物。

　　此外，全氟辛酸也廣泛應用在日常用品中，像防油紙袋、紙盒、紙杯、地毯等，都會使用它做為防高溫、防水塗料。然而，全氟辛酸是聚四氟乙烯化工產品的原材料，在高溫的情況下，會產生

化學毒素。所以若經常食用外帶披薩、爆米花、炸雞等外食，很容易將全氟辛酸吃進肚子裡。

1. 不使用不沾鍋；若需要使用不沾鍋，一定要使用冷油、冷鍋，且不要使用鐵製鍋鏟，避免刮傷鍋具表面，釋出有害物質。當鍋面出現磨損時，一定要淘汰。

2. 使用鐵鍋，安全性高、導熱速度快，烹調出來的食物更好吃；但它也有壞處，就是容易沾鍋、氧化，必須定期用油養鍋。

3. 挑選安全的不鏽鋼鍋具：300、400系列最安全，導熱速度慢，但不會溶出毒素。304不鏽鋼鍋具所含的鉻、鎳金屬比例分別為18%及8%，是沒問題的。200系列是工業用途，由於延展性不夠，難以拉伸成形，若製成餐具，往往添加過量的「錳」，含錳量通常為5~10%，讓其延展性變好，但遇酸或遇熱時容易出現腐蝕現象，釋出對人體有害的金屬。

4. 只要琺瑯鍋生鏽或有掉落情況，就一定要丟棄：近幾年強調節能好用、無毒安全的琺瑯鑄鐵鍋，大受主婦歡迎。正常使用是安全的，但琺瑯含有很多重金屬，會從生鏽脫落處釋放出來，污染食物。

5. 使用木匙、木鏟或是耐熱矽膠材質的用具調理食物：避免使用金屬器具，像是用鍋鏟攪動，以免刮出細痕，降低鍋具使用的安全度及耐用性。

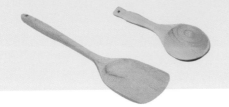

使用木鏟、木湯匙可以避免將鍋具刮出細痕，降低使用的安全度與耐用性。

鐵鍋保養 TIPS

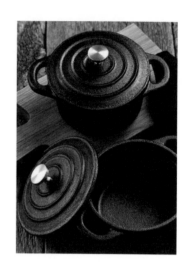

- 新鍋買回洗淨後，先用小火烘乾，再塗上一層沙拉油，靜置一個晚上，第二天再洗掉沙拉油。使用兩個星期後，如上步驟，連續保養三、四次後會更上手。

- 鐵鍋使用原則是「熱鍋熱油」（待鍋子和油都燒熱後，再放入食材），以煎魚為例，熱鍋熱油後，就不會沾鍋了。

- 鐵鍋一旦使用後，表面會形成一層鐵氧化物，具有保護效果，因此洗鍋子時盡量不要用鐵刷，以免破壞保護層，降低使用年限。若有燒焦狀況，以熱水、清潔劑浸泡，即可輕鬆去除。

琺瑯鍋保養 TIPS

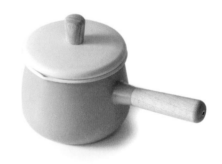

- 清潔時需輕柔處理，不要將熱鍋直接放入冷水盆中，以免琺瑯崩裂。等到琺瑯鍋冷卻後，用海綿及中性清潔劑洗淨，再用紙巾或抹布擦乾淨；不可使用鐵刷清洗琺瑯鍋，避免刮傷內層。

- 琺瑯鍋不適合烹煮酸性食物，如豆類、番茄等，容易分解食物中的油脂，形成內鍋污點。

安心吃、放心用，權威環境毒物專家教你輕鬆打造無毒生活

防縐襯衫含甲醛，是過敏源

衣服容易縐、縮水，是令許多人感到苦惱的事，紡織業者因而推出各式防縮、防縐衣物，但這些看似完美的產品，裡面所含的添加物卻會刺激皮膚、影響健康。曾有新聞報導，有關單位檢驗市面上牛仔褲的接觸性毒素，四十件樣品中，有四件檢出含過量甲醛，比平均標準值75ppm（百萬分之一）高出四到五倍。

很多人對甲醛的印象是居家裝潢使用的塗料物質，以及學生時代製作昆蟲標本時才會用到的防腐劑，它的刺鼻氣味常令人作嘔、感到不舒服，因此無法理解為什麼衣物也會添加甲醛？更令

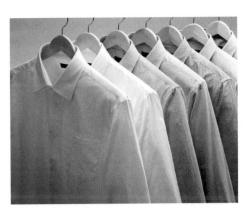

防皺、防縮水襯衫雖然方便，卻隱藏可怕有毒物質，建議還是盡量減少購買，以保障健康安全。

人驚訝的是，這類衣物並沒有特別氣味，這是因為經濟部標準局對衣物的甲醛含量規定是75ppm，氣味沒有特別濃，民眾自然無從分辨。

甲醛是結構簡單、分子量小的化合物，有蟻醛（methanal）、氧化亞甲

基（methylene oxide）、甲基醛（oxymethyline）等名稱。甲醛使用層面相當廣泛，可以做為防腐劑、固定劑。40%的甲醛溶液稱為福馬林，常用來浸泡病理切片及人體、動物標本做為防腐之用。甲醛也是一種滅菌、消毒劑，常用於黏著劑、染劑、化妝品、塗料等方面。

為了防縮、防縐，尤其是容易起縐的純棉衣物，廠商往往添加甲醛樹脂做為定型劑，讓棉花纖維的纖維長鏈分子相互交叉連結，增加挺度，即使用水洗過，也不會有縮水、縐摺，能夠維持色澤和耐久性。

長期將甲醛穿在身上，容易感到疲倦、頭痛，並造成皮膚敏感，誘發異位性皮膚炎。此外，甲醛已被證實是一級致癌物，長期接觸恐導致鼻咽癌、血癌。

家長在挑選兒童衣物時，多半會選擇色彩鮮豔、有印花的款式，這類衣服甲醛含量相對提高。國內過敏兒比例逐年升高，幾乎每三個人之中就有一個過敏兒，我認為甲醛的影響力不小，因此為了孩子的健康，選購衣物時請盡量以單色、素面為原則。

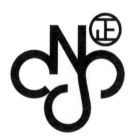

CNS 15290「紡織品安全規範」標誌

日本、美國、歐盟皆有嚴格規定甲醛殘留量，我國在二〇一二年十月一日實施市售衣物必須通過CNS 15290「紡織品安全規範」，其中規定甲醛含量標準，嬰幼兒＜20ppm、與皮膚直接接觸＜75ppm、與皮膚非直接接觸＜300ppm。然而，對甲醛過敏者來說，即使是20ppm微量，也可能會誘發過敏反應，因此全面杜絕甲醛的接觸，才是根本改善之道。

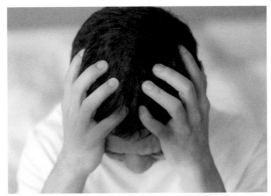

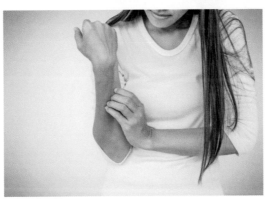

長期穿著含有甲醛的衣物，容易感到疲倦、頭痛，並造成皮膚敏感，誘發異位性皮膚炎。

1. 買回來的新衣服，我會先用水加小蘇打或醋浸泡十到二十分鐘，再用清水洗淨、晾乾後才穿。

2. 不購買標榜抗縐、防縐、防縮的衣物，挑選天然材質或強調安全、無毒機能的衣服。另外，棉質、麻紗、羊毛等天然衣物下水後常有縮水困擾，不要使用洗衣機洗滌，宜採用冷水浸泡，多清洗幾遍，再以平鋪陰乾方式處理。

3. 衣物材質、顏色盡量單一，避免挑選三、四種以上混搭的材質及顏色。

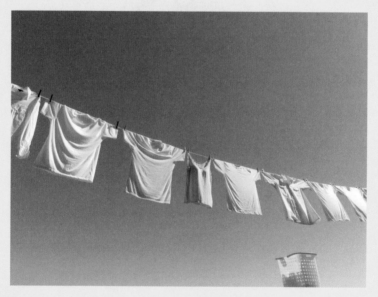

買回來的新衣服，建議都要先用水加小蘇打或醋浸泡十到二十分鐘，並以清水洗淨、晾乾後再穿比較安心。

穿防水衣傷身？

　　相信很多人會感到納悶，全氟辛酸是不沾鍋塗層的添加物，怎麼連穿在身上的登山防水衣，也含有全氟辛酸？

　　全氟辛酸具有防水作用特性，所以廣泛用來做為防水衣飾塗布成分，許多標榜含有防水成分的外套、鞋子、手套多半含有全氟辛酸塗料，由於防水效果不錯，成為許多喜愛戶外旅遊、登山者的基本配備，幾乎人人都有一、兩件。

　　二〇一六年綠色國際環保組織綠色和平進行一項跨國調查，針對全球十九個國家與地區共十一個戶外品牌、四十件防水外套產品進行檢測，結果有三十六件產品檢出全氟化合物，一時之間引起熱烈討論，有些人甚至發起提出安全證明的訴求。

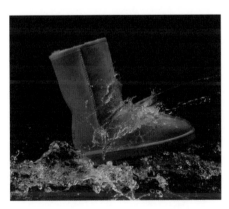

許多標榜含有防水成分的外套、鞋子、手套多半含有全氟辛酸塗料。

　　做為防水的全氟辛酸塗布成分，真的會對人體有直接傷害嗎？由於不是直接接觸人體，而且暴露時間較

短，危害比較低，只因在人體中的半衰期為三到七年，因此歐盟、挪威訂出使用標準值，以1μg/m²（微克／平方公尺）為限，也就是全氟辛酸可以做為防水塗布成分，但必須嚴格規範，以排除有害風險。但是美國、加拿大目前是完全禁止的，還未解禁。

防水外套的防水效果很好，但是價格不便宜。依據我對紡織技術的了解，GORE-TEX®布料是在高功能裡布和外層表布之間黏合GORE-TEX® 薄膜製作而成，它的微孔結構賦予產品防水透氣特性，全氟辛酸塗布成分不會輕易滲出，即使浸泡、洗滌時，也不容易滲漏，與皮膚接觸的機會不高。另外防水外套並非需要頻繁使用的衣物，只要不是經常性接觸，並不會對人體形成暴露傷害。但需要注意的是，全氟辛酸的生物裂解非常緩慢，會在環境中不斷累積，無論是為了健康或是地球環境著想，應盡量降低使用頻率。

環毒博士這樣做 ✓

因工作需要，我備有GORE-TEX®外套，但只有到戶外實地調查，或到冰天雪地的國家參加會議，才會派上用場。觸摸過防水透氣材質的外套之後，必須洗手以後才能吃東西，以避免將全氟化合物吃下肚。

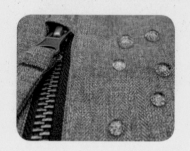

乾洗前請三思：
保護衣料重要
還是保護皮膚重要？

　　曾經有一則新聞報導，一對在台南市經營洗衣店三十多年的夫妻，在六年之內先後死於血癌，他們沒有血癌遺傳家族史，卻因血癌過世，醫師推測應與經常接觸乾洗劑有關。雖然此則報導後來經追蹤調查，確認查無此事。但不少經常外送乾洗的人看到這則新聞時忍不住開始擔心：乾洗真的這麼可怕嗎？要怎麼避免呢？

　　羊毛、麻布、蠶絲等天然原料不能用水洗，一洗就會變形走樣、褪色，乾洗才能保持衣物原貌。換季之際，將西裝、大衣、羊毛衣物、皮包等衣物送去乾洗是許多人的習慣，但背後也隱藏了暴露環境毒素的高風險。乾洗劑是有機溶劑，研究證實，不僅會損害人體健康，增加罹癌機率，還會成為傷害環境的幫兇。因此有乾洗需要時，必須留意乾洗劑成分，清洗之前，要詢問店家使用的乾洗劑是否安全、無毒。

　　乾洗的原理是將衣物置放在高揮發性有機溶劑中，隱藏在衣物中的污濁物質因為溶解劑作用，能夠去除衣物中的髒污，而且保持原狀，不易變形。

　　早期洗衣業者所使用的乾洗劑，多半是四氯乙烯或石油化學成分洗劑，由於四氯乙烯燃點高、揮發性高，可以烘乾脫除，將衣

物洗得乾淨，備受洗衣業者歡迎，但是它具有毒性，會損傷肝臟、腎臟、呼吸系統、中樞神經，目前已證實會有罹患肝癌的風險。此外，膀胱癌、食道癌及血癌的發生也與四氯乙烯相關。

早在一九七○年，國內就已經發生首件三氯乙烯、四氯乙烯暴露風險的案例。位在桃園的RCA工廠使用四氯乙烯清洗金屬儀器表面，廢水造成地下水污染，致使上千名工人相繼罹癌，截至目前為止，這些罹癌患者仍與RCA公司進行跨國訴訟中。現階段四氯乙烯已經被世界衛生組織（WHO）轄下的顧問組織「國際癌症研究機構」（IARC）列為2A級毒物，可能對人體具有致癌性。

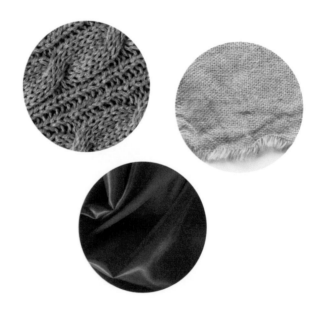

盡量避開羊毛、麻布、蠶絲等質料，挑選可水洗的衣物，便可以降低接觸乾洗劑的頻率。

環保署也在二〇〇七年將四氯乙烯列管為第一、二類毒性化學物質，禁用於修正液、簽字筆墨水溶劑中使用。雖然乾洗劑目前未被禁用，洗衣業者仍可以使用，但環保署已研擬將自二〇二一年一月一日起公告，乾洗作業不得使用四氯乙烯做為乾洗劑之草案。

　　環保署統計，國內有97%的洗衣業者已改用石油系溶劑做為乾洗溶劑，但仍有3%約五十六家廠家使用四氯乙烯做為乾洗溶劑，因此民眾暴露在四氯乙烯的風險中仍然存在。

　　四氯乙烯危害健康甚鉅，然而，使用石油系溶劑乾洗劑，也有不少安全上的疑慮。石油系成分有壬烷、辛烷、癸烷、三-甲基乙烷、甲苯、二甲苯等……燃點低，無法烘乾，乾洗後仍需晾乾。雖然它不似四氯乙烯有劇毒，但揮發到空氣中之後，長期吸入會出現慢性氣管炎、慢性阻塞性呼吸道等疾病，甚至有皮膚過敏症狀，尤其是衣物最常接觸的頸部、腳踝、手腕內側，會出現紅腫、脫皮、發癢、起疹子症狀。

　　為了健康著想，最好秉持「衣服能不送洗就不要送洗」的原則。若有送洗需求時，還是要問清楚乾洗劑來源，才能降低風險。

國際致癌物的毒性分級排行榜

分級	說明	數量
1 級	確認對人體具有致癌性	一百二十個項目，如兜鈴酸、苯、黃麴毒素、放射性物質、石棉、戴奧辛等。
2A 級	可能對人類具有致癌性（經動物實驗已證實會致癌，但人類證據資料還不夠）	八十一個項目，如氯黴素、甲醛、多氯聯苯、丁二烯、硫酸二甲酯、環氧氯丙烷、苯乙烯、三氯乙烯、四氯乙烯、柴油引擎廢氣、丙烯醯胺（120℃以上高溫油炸澱粉類食物）等。
2B 級	或許對人類具有致癌性（經動物實驗已證實會致癌，但還未有人類證據）	兩百九十九個項目，如黃樟素、四氯化碳、電磁波、抗甲狀腺藥物 propylthiouracil、二異氰酸甲苯、抗愛滋病藥物 zidovudine、汽油引擎廢氣、乾洗業等。

安心吃、放心用，權威環境毒物專家教你輕鬆打造無毒生活

分級	說明	數量
3級	未歸類為對人類具有致癌性（開始做動物實驗已經有致癌現象，但證據還不足夠）	五百零二個項目，如咖啡因、食用色素等。
4級	可能不會對人類具有致癌性	一個項目，如caprolactam，為一種化學原料。

資料來源：國際癌症研究機構International Agency for Research on Cancer（簡稱IARC，隸屬於世界衛生組織WHO），二〇一七年六月二十八日所公布之數據。

1. 盡量挑選可水洗的衣物，降低接觸乾洗劑的頻率。若需送洗，應優先選擇使用環保溶劑的乾洗店。

2. 市面上售有天然無毒驗證標章的乾洗劑，不妨考慮在家DIY乾洗衣物。

3. 送洗的衣物不要急著取回，等店家晾在通風處超過十天以後再取回。

4. 取回送洗衣物後，不要直接收到衣櫃中，先卸下塑膠護套，將衣物拿到陽台或空氣流通處晾曬二至三天，待有機溶劑完全揮發後，再行收納。

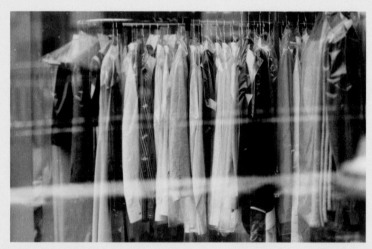

自洗衣店取回送洗衣物後，不要直接收到衣櫃中，先卸下塑膠護套，將衣物拿到陽台或空氣流通處晾曬二至三天，待有機溶劑完全揮發後，再行收納。

使用防蟎制菌清潔劑，
過敏症狀不減反增

　　根據統計，台灣兒童過敏人口逼近八成之多，尤其是季節轉換之際，異位性皮膚炎、蕁麻疹、黴菌感染的人數不斷攀升，嚴重影響生活作息。許多人為了降低孩子的過敏症狀，幾乎是全家總動員一起抗過敏，包括吃的食物、穿的衣物、用的物品、清潔用品，無一不採用標榜防蟎、防塵、抗菌的產品，並且勤換及勤洗衣服、被套、枕頭等。

　　不少人認為防蟎、防塵、抗菌產品可以降低大人、小孩的過敏症狀，但我更在乎的是不要為了防蟎、抗菌，而引起其他健康上的風險。

　　過去的防蟎、抗菌製品常會添加三丁基錫，於民國九十九年，環保署將三丁基錫化合物公告為毒性化學物質禁用，有廠商開始研發生物製劑達到抑制效果，但有不肖廠商使用農藥或醫療用殺菌劑，讓過敏情況更為加劇！民國一〇三年一月，主婦聯盟調查發現，有好幾家知名廠商推出的防蟎、抗菌洗衣精，內含農藥或醫療用途的殺菌劑，比如百滅寧、腐絕、戊二醛、三氯沙等，產品卻標示不清，致使大家無法清楚了解裡面究竟含有哪些添加物，引起各界人士重視，並要求相關單位訂定管理辦法。

我呼籲廠商及經濟部標準局應該負起把關的責任,避免標示不明的情況再度發生。至於包裝上標示的英文成分,一般人往往看不懂,建議可以參考藥品仿單,詳細說明每一種化學物質的作用及注意事項,並盡早建立商品成分登錄系統,將所有商品名稱、成分、作用登錄在網站上,方便民眾查閱。廠商則應提供研發生物製劑的毒理性資料,比如環境生態及人體健康風險評估,讓使用者有明確依據;經濟部標準局也應明確制定添加劑量標準規範,以及告知風險說明。

環毒博士這樣做 ✓

1. 無論挑選天然萃取或生物製劑抗菌、防蟎洗劑,都應詳看成分、劑量。

2. 陽光是最好的防蟎、抗菌方法,將清洗後的衣物拿到陽光下曝曬,效果顯著。

3. 自行製作防蟎洗劑:
茶樹、尤加利、歐洲赤松、落葉松、黑雲杉等純天然精油含有抗病毒、抗真菌及防腐成分,具有防蟎、抗菌效果。將天然椰子油、胺基酸兩種起泡劑一塊攪拌,再添加上述精油十數滴,天然無毒、防蟎、殺菌的洗劑就完成了。

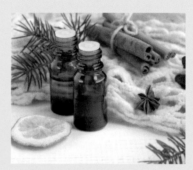

自行製作洗劑也是很好的方式,尤其可以加上天然精油,更有抗病毒、防蟎與抗菌效果。

安心吃、放心用,權威環境毒物專家教你輕鬆打造無毒生活

使用矽靈洗髮精，
髮質越洗越差？

　　矽靈是洗髮精廣告上常見的宣傳術語，但很多人並不清楚它的作用何在，網路上也經常出現一些「使用含有矽靈成分的洗髮精會導致禿頭」的傳言，讓人莫衷一是。

　　矽靈是一種人工合成的油性聚合物質，含有矽、氧、烷成分，是美髮、化妝用品當中常見的添加物，主要作用是潤滑劑、保水劑，讓皮膚或頭髮看起來有滋潤、亮澤感。

　　不少標榜清洗後頭髮油亮柔順的洗髮精，多半添加矽靈成分。矽靈類似一種油性填充劑，會將所有空隙填滿。頭髮淋濕後，表皮鱗片會打開，留有空隙，變得乾澀、不好梳理，使用添加了矽靈的洗髮精，鱗片空隙會被填滿，頭髮因此變得柔順光滑。

　　洗髮精的主要作用是清潔頭皮污垢，減少毛孔阻塞造成頭髮掉落，但不少人更在乎清洗後的頭髮乾澀、糾結問題。由於使用含有矽靈的洗髮精，髮質會變得柔順，致使一般人誤以為它具有滋潤髮絲作用，所以持續使用。但真實的情況是，矽靈不溶於水，只能維持短暫柔順效果，必須長期使用，才能維持柔順效果。只是隨著使用次數的增加，矽靈會不斷附著在頭髮表層，形成一層薄膜，反而阻擋其他養分的吸收及滲透效果。若洗頭時沒

有將洗髮精完全洗掉，反而可能引起頭皮發癢、異常掉髮，以及頭髮斷裂、分叉等狀況。

衛福部食品藥物管理署曾對矽靈是否會傷害頭髮或造成禿頭的疑慮，作出了解釋：「洗髮精含矽靈成分，在於使頭髮輕柔順滑，並且具有保濕效果。雖然矽靈會附著在頭髮上，但是下次洗頭髮時就可以沖掉，並不會阻塞毛細孔。」

雖然歐美、日本等國的管理規範都沒有禁止使用矽靈於美髮用品當中，但我個人認為，矽靈是填補劑，而且要從頭髮移除的時間約四到六週，確實會出現健康風險，建議能不使用的話，就不要使用。添加劑對身體的傷害短時間內看不太出來，但目前沒有，不代表未來不會造成傷害，等到暴露量累積到一定程度後就一定會顯現出來。

環毒博士這樣做 ✓

1. 頭髮健康的關鍵是頭皮，適度清潔頭皮，是維護頭皮健康的不二法門。我會用最簡易的清潔配方洗頭，不使用添加矽靈或其他強調潤澤效果的洗髮精。

2. 若洗完頭髮後有乾澀問題，可塗抹含有天然植物油成分的護髮用品，例如椰子油、甜杏仁油、乳果油，一樣有柔順秀髮的作用。

3. 目前有少部分人採用「poo-free」（完全不用洗髮精，只以清水洗頭）的方式，我個人很贊同，只是對於習慣使用洗髮精的人來說，需要適應期。此外，我建議請教皮膚科醫師，針對個人頭皮狀況進行調整。

染髮劑
比你想像的更毒！

　　染髮是現代人普遍的習慣，不只上了年紀的人會使用染髮方式來遮住滿頭白髮，年輕人也常會以染髮變換造型。

　　我從來沒有染過頭髮，年輕時一頭濃密黑髮，步入中年後白髮漸生，有朋友建議我將頭髮染黑，看起來比較年輕，我依然不為所動。理由是染髮劑是化學合成物質，暴露越多，危害身體健康的風險越高。

　　傳統染髮劑含苯胺類有機物質，最常使用的是對苯二胺（PPD），寫法上另有p-Phenylenediamine、1,4-diaminobenzene，皆是同一種成分。對苯二胺是苯胺（aniline）衍生的有機化合物之一，屬於化學芳香胺族的一種，聞起來有一股腐魚味，因化學結構與某些致癌芳香胺化合物類似，使用時需考量安全。

　　經實驗研究證實，長期使用苯胺類染髮劑，罹患膀胱癌之風險會增加。美國也有研究報告指出，每月至少使用一次染髮劑的婦女，罹患膀胱癌的風險是沒有使用婦女的兩倍，而使用染髮劑長達十五年的人，罹患膀胱癌風險則增加至三倍！國內曾有新聞報導過，一位二十歲左右的男生，每個月染髮兩次，結果罹患膀胱癌，經過追蹤發現與使用苯胺類染劑有關聯。

美國食品藥品監督管理局、歐盟、日本及台灣早已禁用苯胺類染髮劑，但某些直銷公司、地方廠商出品的染髮劑，仍然不時被檢測出染髮劑中含有對苯二胺類衍生物，所以每次看到有人在頭髮上染上三、四個顏色的染料，我禁不住搖頭，很想勸他們：「別再染髮了！」

除了苯胺類染劑之外，染髮劑也含有化學色素或金屬染劑，像硝基苯二胺、硝基氨苯酚、偶氮型酸性染料，同一個時間將不同的染料覆蓋在頭髮上，難免對頭皮造成刺激，而且不同化合物之間所產生的交互作用，對於身體健康來說都是難以評估的威脅。

有些人的體質不適合染髮，女性生理期、懷孕婦女、皮膚過敏、毛囊發炎、頭皮屑很多的人也不可過度染髮。有必要染髮時，一年染個兩、三次即可，頻率不要太高，染髮時間至少相隔三個月以上，才能降低暴露風險。此外，盡量挑選純植物染劑為宜。

有些人以為挑選植物染劑就可以提高染髮頻率，這是常見的錯誤迷思。多數強調天然植物染劑的產品，為了維持髮色撐久一點，還是會添加阿摩尼亞、雙氧水來撐開頭髮鱗片，因此不是天然染髮劑一定最好，除了慎選有信譽的品牌之外，還需看清楚成分標示。依照化妝品衛生管理條例規定，染髮劑成分必須中、英文並列，而且是「全部標示」，成分若沒有標示，依法可處十萬元以下罰款。

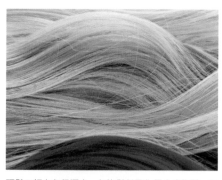

頭髮五顏六色很漂亮，但染髮劑是化學合成物質，暴露越多，危害身體健康的風險就越高。

安心吃、放心用，權威環境毒物專家教你輕鬆打造無毒生活

別讓你的肺
成為移動式吸塵器

　　國內的慢跑風氣十分興盛，各種賽事不斷，但令人不解的是，有時候天空霧茫茫一片，這些人仍然堅持外出慢跑？有人說，慢跑習慣了，不到外面跑個七、八公里，腳會很癢，所以也不理會外面的空氣髒不髒、PM2.5濃度高不高，照跑不誤。

　　臉書創辦人馬克‧祖克柏也曾在臉書頁面貼出自己與朋友在霧霾濃度超高的清晨慢跑的照片，當日官方公告PM2.5濃度每立方公尺超過三百毫克，是世界衛生組織公告最高標準的十二倍，但他連最基本的口罩防護措施都沒有。這個舉動自然引起網友們的熱烈討論，有人甚至稱他為「最貴的吸塵器」。

　　事實上，暴露空氣污染的環境中會導致健康問題，在污濁環境中從事有氧運動也會加重暴露風險。從風險角度來看，空氣中的污染物不是只有PM2.5懸浮微粒，還充斥細懸浮微粒（PM10）、二氧化硫（SO_2）、氮氧化物（NO_x）、臭氧（O_3）等物質。形成空氣污染的原因，不外乎與汽、柴油、煤等化石燃料及廢棄物燃燒產生的廢氣排放有關。

　　為了不要讓自己身陷高風險的污染環境中，最安全的做法是盡可能與污染物保持一定的距離，減少空氣污染的傷害。此外，改

善空污人人有責，每個人都應該重視空氣品質，盡到個人的本分，這樣一來就能降低空污的損害，提升環境品質。

環毒博士這樣做 ✓

1. 平時我會下載環境品質APP，隨時透過網路、手機監測空氣污染狀況。

   ● 環保署「空氣品質監測網」
     http://taqm.epa.gov.tw/taqm/zh-tw/PsiMap.aspx

   ● 「環境即時通」
     http://web.epa.gov.tw/app/emsg.html

   ● 「沙塵網頁」
     http://taqm.epa.gov.tw/dust/tw/default.aspx
     秋冬之際是沙塵暴季節，可以透過環保署建置的網頁查詢最新沙塵暴訊息。

   ● 「愛環境資訊網」
     http://ienv.epa.gov.tw
     每年台灣會舉辦不少媽祖遶境的宗教活動，這個網站可查詢遶境地點的空氣品質。

2. 遇到空氣品質低落的情況，比如PM2.5達到紫爆濃度、官方已發布沙塵暴警示時，就應避免外出或從事戶外運動，若仍有需要外出時，務必戴上口罩、眼罩或安全帽，做好防範措施。

3. 少吃燒烤食物。煙燻、燒烤過程會產生PM2.5，不僅造成空污問題，還可能損傷心肺功能。

4. 心誠則靈，以雙手合十取代拿香、拜拜。點香、燒金紙是空氣污染的殺手之一，請以捐獻白米、素果取代燃燒金紙，以減少PM2.5產生。

安心吃、放心用，權威環境毒物專家教你輕鬆打造無毒生活

酸雨會造成禿頭？

　　北台灣受到東北季風鋒面影響，常常陰晴不定，如果沒有準備雨具，稍一不慎，遇到大雨來襲，恐怕就會淋成落湯雞。自己嚇自己的謠言經常發生，前陣子網路盛傳「淋酸雨恐造成禿頭」，不少人信以為真，擔心淋了酸雨後會有掉髮之虞，其實這是錯誤的迷思，酸雨與禿頭之間並沒有關聯。

　　酸雨是與空氣中二氧化硫、氮氧化物溶於水而成的酸性污染物，空氣中二氧化硫、氮氧化物主要是燃燒重油及煤炭引起的。酸雨是大自然中的酸性沉降，在酸性沉降中又可分為濕沉降、乾沉降兩大類，酸雨是濕沉降，pH值小於5.6的濕沉降稱為酸雨，但是自然界會產生其他酸性物質影響，因此將pH值4.7～5.3之間的標準，統一界定pH值5.0即為酸雨。至於乾沉降是指沒有降雨時，酸性物質也會傳送到地面，目前大家熟悉的PM2.5，就是典型乾沉降。

　　面對酸雨，我們要重視的課題是它會慢性危害我們的環境，因為是緩慢的吞噬及破壞，常會令人失去戒心，所以必須長期監控酸雨pH值，提醒民眾酸雨對水域生態、森林、湖泊、河川、水庫、建築物及人體健康形成酸化的危害，以利及早防範。

　　環保署自民國七十九年即開始進行酸雨相關研究及監控計

畫,我也參與了全國酸雨監控研究。截至目前為止,由於受到東北季風影響,常將大陸、日本重工業區域的空氣污染物質順著風勢飄入到北台灣,所以北台灣受到酸雨的影響比南台灣為高(見右圖)。從圖中可以發現,北部的龜山、台北、中壢酸雨頻率最高,至於高雄小港、台南、台中港偏高原因則與地區性火力發電廠有關。高雄小港有大林火力發電廠,台南有興達火力發電廠,台中港有台中電廠,皆因燃燒煤炭關係,酸雨頻率會稍高,但整體而言,酸化影響不大。

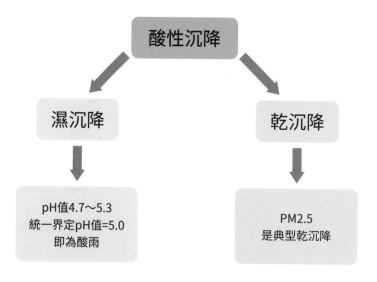

```
        酸性沉降
       ↙        ↘
    濕沉降        乾沉降
      ↓            ↓
pH值4.7～5.3      PM2.5
統一界定pH值=5.0   是典型乾沉降
  即為酸雨
```

「淋酸雨恐造成禿頭」,其實這是錯誤的迷思,面對酸雨,我們要重視的課題是它會慢性危害我們的環境。

安心吃、放心用,權威環境毒物專家教你輕鬆打造無毒生活

台灣地區酸雨調查與監測
(1991 ～ 1999 年)

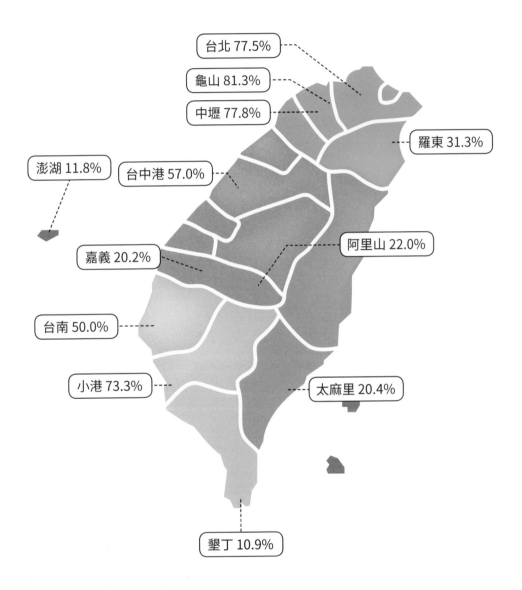

台北 77.5%

龜山 81.3%

中壢 77.8%

羅東 31.3%

澎湖 11.8%

台中港 57.0%

阿里山 22.0%

嘉義 20.2%

台南 50.0%

小港 73.3%

太麻里 20.4%

墾丁 10.9%

研究團隊考察了國外的酸雨研究，發現酸雨中的酸性物質會中和湖泊、水庫中的鹼性物質，碳酸鈣會將氫離子中和掉，破壞水體緩衝系統，降低pH值，致使水中的沉積物，像重金屬等會釋放到水中，容易讓湖泊、水庫酸化，回復機率也變慢。

而台灣的現狀又如何呢？台灣湖泊分為高山及平地湖泊兩種，高山湖泊鹼度偏低，易有酸化情況的典型代表是南橫的天池；平地湖泊鹼度偏高，不容易受酸雨的酸化，而且回復也快，典型代表是桃園龍潭的石門水庫、屏東墾丁國家公園的龍鑾潭。

研究後發現，台灣高山湖泊的地質為石灰岩，具有較強的酸雨緩衝能力，雖然酸化情況比平地湖泊嚴重，但總數量約占總湖泊的20%，而且高山湖泊、次高山湖泊pH值皆分布在4.90～9.74之間，平均為7.32。整體來說，台灣湖泊、水庫受到酸雨影響而形成酸化的情況不大。

台灣的酸雨是否會對土壤生態有所影響，包括土壤酸化、重金屬溶解度提高，再經食物鏈威脅人體健康呢？從調查研究發現，全台灣地區的十二種代表性土壤，以地質化學觀點來看，大多具有緩衝酸雨衝擊及阻止鋁進入湖沼的潛力。

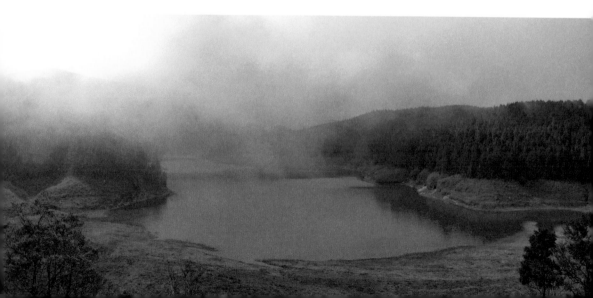

酸雨對土壤生態的影響

酸雨中的酸性物質會中和湖泊、水庫中的鹼性物質，破壞水體緩衝系統，致使水中的沉積物，像重金屬等會釋放到水中，容易讓湖泊、水庫酸化。

台灣高山湖泊	高山湖泊鹼度偏低，易有酸化情況的典型代表是南橫的天池。
台灣平地湖泊	平地湖泊鹼度偏高，不容易受酸雨的酸化，而且回復也快，典型代表是桃園龍潭的石門水庫、屏東墾丁國家公園的龍鑾潭。

酸雨對森林的影響

　　研究團隊長期監控宜蘭福山與台東太麻里兩個地區，均發現明顯受到海洋影響，酸雨污染情況較為嚴重，其中的鈉離子（Na+）濕沉降為中部地區的二至四點五倍。另外測量台灣所有森林，只有福山的穿流水與莖流水中的硫酸根SO_4^{2-}高於大氣沉降量；穿流水是指直接穿過山林中的流水，莖流水則是下在樹木莖幹枝葉的流水，代表污染屬於嚴重。另外發現福山與蓮華池之間闊葉林中的鉀離子（K+）會大量自植物滲透至穿流水與莖流水中，對植物生長有害。

　　酸雨是否會對人體健康產生危害？十五年前，我就參與了相關研究，截至目前仍有高度參考價值。我們針對酸雨嚴重地區的桃

園龍潭與輕微地區的墾丁龍鑾潭兩地居民的飲食內容做調查，發現經由水生物、農作物及自來水攝食所暴露的銅、鎘及鋅危害指標均低於一，這表示酸雨並不會危害民眾健康；但是暴露鉛的危害指標均高於一，這表示可能會危害民眾健康，只因鉛的暴露直接來源不是酸雨，而是環境中的鉛濃度已經很高，所以必須找出鉛污染來源，再予以降低。

　　台灣地區雨水酸化現象較為嚴重的區域在台北至桃園一帶的北部地區，其次為高雄地區，但整體pH值約在4.0～5.0之間，對於人體皮膚的健康危害不大。因酸雨是一種空污，而且是冬季盛行的一種酸性沉降物，為了降低空污影響身體健康，仍需做好防護措施，在東北季風旺盛的季節，外出時務必備妥雨具，也不要在空污環境中待太久。

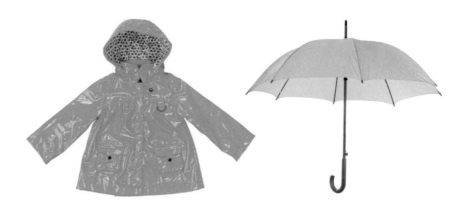

酸雨是一種空污，而且是冬季盛行的一種酸性沉降物，為了降低空污影響身體健康，仍需做好防護措施，在東北季風旺盛的季節，外出時務必備妥雨具，也不要在空污環境中待太久。

高科技柴油車不環保？

　　一位朋友與他剛從歐洲留學回國的兒子起了爭執，原因是朋友準備出一半的錢幫兒子買車，他堅持買汽油車，兒子卻不肯。朋友認為柴油車噪音大、不環保、維修費高，兒子堅持的理由則是歐洲人開柴油車的比例很高，不僅省油、省錢，引擎馬力又大。

　　一般人對於柴油的印象是重型機種使用的燃料，比如坦克車、火車、拖曳車、聯結車、大卡車、商用貨車，油煙味很重、排出來的廢氣像烏賊，會形成嚴重的空氣污染，加上政府在一九八〇年基於環保問題，禁止柴油小客車的生產與進口，從此其在台灣市場絕跡，有錢都買不到。

　　二〇〇二年台灣加入世界貿易組織（WTO）以後，柴油車生產及進口於二〇〇四年解禁，台灣街頭再度出現各個歐洲廠牌的柴油汽車，而且是以新型環保柴油車的姿態出現，極力擺脫烏賊車製造空污之名，但還是有許多人不理解柴油車怎麼可能成為環保車？

　　八〇年代的禁令，使得我們對於柴油車的資訊變得貧乏，嚴格說來是與柴油車演變的趨勢脫節。近二、三十年來，國外的歐、美、日車廠，尤其是歐洲車廠，反而盡全力研發符合環保規格的柴油汽車，截至目前為止，德國、法國、比利時的柴油汽車市場占有

率已高於汽油汽車達60%。

長期以來，柴油車最被大家詬病的是廢氣排放，除了嚴重影響空氣污染，也是影響身體健康的殺手之一。二〇一二年六月，世界衛生組織（WHO）將柴油引擎廢氣列為致癌物，理由是柴油引擎廢氣中至少含有微量戴奧辛、多環芳香烴、二氧化硫、超細懸浮微粒、一氧化碳、二氧化氮等六種以上的毒物，提高了罹患心血管疾病及癌症的機率。

幾十年來，歐洲喜愛柴油車的車廠工程師努力研發，希望能夠過濾煙塵及微塵顆粒物，改善柴油車對於空氣的污染及人體健康的危害。只是，排放出來超微塵顆粒更小，吸入肺部及進入血液循環的機會就更高，危害程度更大。此外，除了微塵顆粒，其他排放的氮氧化物、二氧化硫、戴奧辛、多環芳香烴等有毒物質是否也能一併解決？這也是一個疑問。改善環境污染問題最終還是得靠減少廢氣排放處理，不能只靠工程技術來解決。

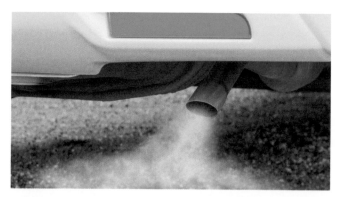

柴油車的廢氣排放，除了嚴重影響空氣污染，還含有微量戴奧辛、多環芳香烴、二氧化硫、超細懸浮微粒、一氧化碳、二氧化氮等六種以上的毒物，提高了人們罹患心血管疾病及癌症的機率。

安心吃、放心用，權威環境毒物專家教你輕鬆打造無毒生活

環毒博士這樣做 ✓

1. 汽車排放的廢氣物是製造空污的首要來源，因此不買車是支持環保的決定。

2. 不開車的代步工具很多，可以優先考量對空氣污染較少的腳踏車、捷運。多多利用共乘，除了可以降低燃料油的燃燒，也能盡到友善環境的公民責任。

3. 汽油車、柴油車排放出來的廢氣都是空氣污染來源，能不開車的話就不要開車。若真的有購車需求，應優先考慮電動車、汽油車，以降低對環境的影響。

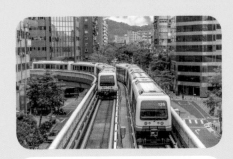

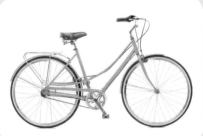

優先選擇對空氣污染較少的腳踏車、捷運等交通工具，除了可以降低燃料油的燃燒，也能盡到友善環境的公民責任。

打造
無毒住宅

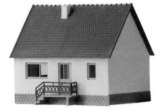

聰明裝潢，
拒絕毒素進家門

　　家是我們每天生活的地方，也是避風港。很多人買了新屋或將舊屋重新改裝時，都希望能將房子裝潢得美輪美奐又舒適，但是往往對裝潢建材知識一知半解，常將居家裝潢交到設計師或裝潢師傅手上就算了事，入住之後才驚覺到問題大了！像是室內環境毒素超標，住或不住、是否重新施工都是兩難。所以，尚未裝潢以前的準備工夫非常重要，不妨多花一些時間去了解室內毒素的成因，譬如究竟哪些建材會釋放毒素？這些毒素會對健康造成哪些影響？要如何做才能降低室內毒素？

　　我是台灣室內環境品質學會理事長，又是毒物研究專家，十分關心居家環境是否會受到毒素物質的干擾，影響身體健康。從民國九十九年開始，學會與內政部建築研究所合作推廣綠建材標章制度，並制定室內環境品質基準。經過十多年的努力，這項措施雖然已經獲得不少成效，但仍有賴公民自覺，從源頭做起，才能降低環境毒素入侵家中的風險。

越裝潢越毒

　　有些親朋好友在裝修房子前會詢問我的意見，我一向提倡「適度」裝潢，針對入住需求進行局部裝修，至少留給牆壁、天花板、牆角一半以上的樸實面貌，不要讓每個空間都被木材、石材、壁紙緊緊包覆著，以免隱藏其中的毒素慢慢釋放，成為健康慢性殺手。

　　有一次我打開電子郵件信箱，發現一封求救信，某家設立在都會區的牙醫診所負責人表示，他的診所裝潢後甲醛濃度很高，請教多位專家後仍然沒有獲得改善，讓他十分困擾。他請我抽空到現場了解一下，並提供他一些降低室內毒素的建議。

　　抵達現場後，迎面而來的是大片木質裝潢，十分賞心悅目，但看在我的眼裡，卻是過度裝潢。進入一間間的診療室之後，地板、牆面、天花板全部包覆著木質建材，沒有一絲水泥牆面，我心中暗自思量，甲醛濃度一定超標。結果經甲醛檢測儀量測後，每間診療室的甲醛濃度都在1ppm以上，是標準值0.08ppm的好幾倍，有一間甲醛濃度甚至超過標準值二十倍，幾乎是裝潢初期逸散的濃度。

　　高於1ppm以上代表什麼意義？當甲醛濃度高於5.0ppm時會產生頭暈、喉嚨

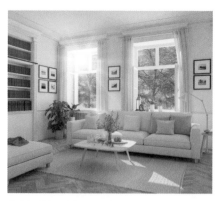

裝潢住家除了追求漂亮舒適之外，更要關注使用的建材與品質，以免讓毒素入侵，對健康造成負面的影響。

不舒服的症狀；濃度到達15.0 ppm時會咳嗽、流眼淚，胸腔有壓迫感；到了20.0 ppm會刺激呼吸器官系統、心跳加速；到了50.0 ppm將會造成肺部水腫，甚至死亡。世界衛生組織（WHO）已經公告甲醛為一級致癌物，長期待在甲醛值0.5ppm以上的室內環境，容易罹患血癌等疾病。

如何降低室內甲醛濃度？

我向他提出的改善做法是，在每一間診療室安裝內建附有「活性碳濾網」的空氣清淨機，它可以吸附空氣中的甲醛及其他揮發性化合物；另外添購甲醛測量儀，定期測量室內的甲醛濃度。

每台空氣清淨機標榜功能不同，除污的能力也不盡相同，主要用途約分兩種，一種是「清除粒狀污染物」，像粒徑小於二點五微米的細懸浮微粒、塵蟎、灰塵、毛屑、細菌、黴菌；一種是「清除氣態污染物」，如臭味（水管異味、動物排泄物、鄰近餐廳食物味）、有毒氣體（甲醛、二氧化硫等有機氣體），要清除甲醛，必須選擇第二種，也就是使用「具有清除氣態污染物」功能的空氣清淨機，否則效果不佳。

這家牙醫診所負責人照我的建議去做後，目前甲醛濃度已有下降，而我依舊憂心忡忡，畢竟過度裝潢後所逸散的甲醛，可能長達數十年，對於健康仍具威脅性。如果裝潢之初就從根源做起，使用綠建材，降低室內環境甲醛及揮發性有機物質濃度，現在也不用亡羊補牢、擔心受怕了。

我希望藉由這個案例的分享，讓大家了解到用心準備、適度裝潢正是打造室內環境品質的不二法門。

三大室內環境毒素

室內環境毒素主要有：甲醛（Formadehyde）、揮發性有機化合物（VOCs）、氡氣（Radon）等，前兩種大都來自裝潢建材中的木板、塑料製品及家具，後者主要來自石材。

有人以為少量、簡約裝潢就可以降低室內環境毒素，但如果不用心了解環境毒素的起因，也不認真挑選低毒、無毒建材，即使簡約裝潢，建材中含有的超量毒素，一樣會成為健康殺手。

環毒博士這樣做 ✓

1. 適度裝潢，避免累積過多毒素。
2. 每一間房間都有大片塗上環保油漆的水泥牆壁，以及看得到的天花板。
3. 適度使用木質家具：木建材會散發天然木香，但要挑選不含黏著劑、低甲醛含量、有健康綠建材標章的木心板建材。
4. 不使用含有黏著劑、甲醛濃度高的夾板建材。
5. 減少隔間牆。
6. 減少使用油性漆塗料、填縫劑。
7. 即使使用低逸散、低毒的綠建材，若過度裝潢，甲醛、TVOC逸散濃度的總和濃度仍會偏高，必須避免。

安心吃、放心用，權威環境毒物專家教你輕鬆打造無毒生活

認識綠建材

	健康綠建材評定項目		圖例
1	地板類	木質地板、地毯、架高地板、木塑複合材等。	
2	牆壁類	合板、纖維板、石膏板、壁紙、防音材、粒片板、木絲水泥板、木片水泥板、木質系水泥板、纖維水泥板、矽酸鈣板、木塑複合材等。	
3	天花板	合板、石膏板、岩綿裝飾吸音板、玻璃棉天花板等。	

健康綠建材評定項目			圖例
4	填縫劑與油灰類	矽利康、環氧樹脂、防水塗膜材料等。	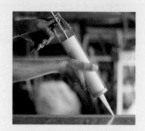
5	塗料類	油漆等各式水性、油性粉刷塗料。	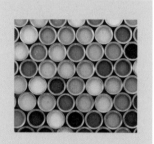
6	接著（合）劑	油氈、合成纖維、瓷磚黏著劑、白膠（聚醋酸乙烯樹脂）等。	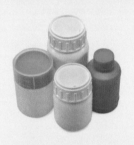
7	門窗類	木製門窗（單一均質材料）。	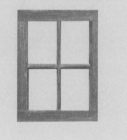

安心吃、放心用，權威環境毒物專家教你輕鬆打造無毒生活

綠建材說明

- 經核准的綠建材，依照核准類別取得綠建材標章，需印製在產品外包裝。

- 綠建材標章設計理念以「綠環保，美家園」為出發點，表現綠建材概念。以葉子及中文「人」字的造型為屋頂，表現「以人為本」的綠建材精神。底下以房子圖案巧妙結合Green「G」字的造型，再運用圓形排列法標出健康、生態、再生、高性能四大主題，勾繪出以優質綠建材建構美麗家園的意象，以及「人本健康、地球永續」主張。

- 綠建材官方網站「綠建材標章─財團法人台灣建築中心」（http://gbm.tabc.org.tw/），可至「綠建材資料庫」查詢進一步資料。

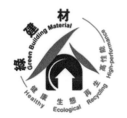
綠建材總標章

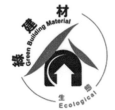
生態綠建材標章

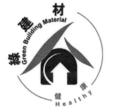
健康綠建材標章

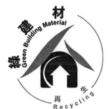
再生綠建材標章

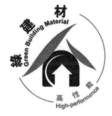
高性能綠建材標章

使用無毒油漆更安心

油漆是美化室內居家環境不可或缺的角色，經過油漆粉飾，可以增添不少光彩。但是提到油漆，一般人常會忍不住皺起眉頭，因為它有一股難聞的刺鼻化學味道，聞久了之後會頭暈。另外它含有甲苯、甲醛、鉛、油性揮發物等毒素，是引發各種過敏症狀的過敏來源，還會危害神經系統，引起癌症。

油漆是裝潢用塗料，少了它無法施工、使用之後又必須忍受毒素揮發帶來的健康危害，該怎麼辦呢？別擔心，綠建材標章制度已建置完成，大家可以使用水性油漆安心施工，打造令人安心的無毒住宅。

傳統施工採用的油漆多半是油性油漆，含有苯、甲醛等有毒物質，施工一整天下來，頭昏腦脹是常有的事，就連第一線長期接觸的油漆師傅也見怪不怪。但是，曾經替我家施工的油漆師傅，聽從我的建議使用具有綠建材標章的水性油漆施作水泥牆壁、木材家具後，充滿感激地說：「李老師，謝謝你！同樣的工時，使用環保水性油漆，漆完下工後，我的頭一點都不昏了。」

他的這番話，讓我深感安慰。我長期推動健康綠建材標章制度的建立，就是希望每一個人都能維護自己的健康，共同為營造無負擔的健康環境而努力。

對於第一次裝潢或想DIY粉刷牆壁的人來說，如何挑選低毒、無毒的油漆可是一大學問！有人以為油漆只是用在粉刷水泥牆壁，

走進賣場後，才發現除了漆牆壁的水泥漆、乳膠漆、調和漆外，還有木板漆、金屬漆，防黴、防鏽、裝飾的特殊油漆、戶外專用漆，種類繁多。

水泥漆分油性及水性塗料，便宜好用，粉刷後的質地普通；乳膠漆分油性及水性塗料，含有樹酯膠質及石粉，價格稍高，粉刷後的質地均勻。但我不會只看價格及粉刷後的呈現效果，還會重視它的甲醛、VOCs逸散率。水性油漆是以水為稀釋劑，VOCs含量低，也沒有甲醛，對環境衝擊低。

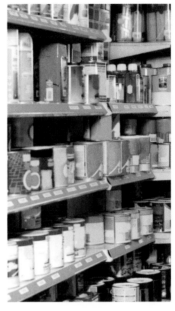

油漆種類繁多，除了價格及粉刷後的呈現效果之外，更重要的是油漆品質的好壞，選用時一定要特別重視。

油性油漆的刺鼻味，來自包含苯、甲苯、二甲苯、苯乙烯等VOCs化學物質。含有甲醛、甲苯、鉛等物質的油漆對健康影響至深，尤其是粉刷室內牆壁的大面積粉刷，只要漆上了，就得與毒素共處一室，甚至一輩子，所以我極力呼籲大家重視油漆品質。

台北市環保局曾針對水性及油性塗料進行一項簡易儀器測試，結果證實油性VOCs瞬間濃度超高，油性塗料大約是水性塗料（綠建材標章）的一百五十倍，水性塗料0.1ppm，油性塗料高達15ppm。為了維護室內空氣品質及身體健康，無論是要採用水泥漆或乳膠漆，都一定要選擇低甲醛、低VOCs逸散率的綠建材標章的水

性塗料。採用綠建材標章低毒油漆，仍需仔細閱讀包裝上說明，即使產品標明「有機」、「天然成分」、「自然分解」、「安全」等字樣，不代表也不能保證產品完全不具毒性，即使符合國家合格認可標準，還是可能會有微量毒素逸散，所以家中有懷孕婦女、嬰幼兒，盡量不要進行油漆牆壁或施工裝潢，也應避免接觸各種油漆類產品。

想要查閱健康綠建材油漆的資訊或挑選健康綠建材油漆，可以上「綠建材標章—財團法人台灣建築中心」網站：http://gbm.tabc.org.tw/搜尋。

環毒博士這樣做 ✓

1. 有綠建材標章的油漆是低毒建材，不等於不含甲醛、VOCs，所以使用或丟棄相關產品時，仍需謹慎處理。

2. 購買前需仔細評估所需用量，避免使用量沒控制好，產生後續處理的困擾。油漆罐上或綠建材標章網站均有標示單位面積使用量，應刷一道或兩道漆，可以請油漆店家或裝潢師傅協助計算數量。

3. 購買可以回收利用的水性油漆，並且詢問油漆店家是否可以回收油漆廢棄物，目前不少油漆店家都有回收意願。

4. 如果自行粉刷油漆，一定要做好防護工作，佩戴護眼裝備、口罩、手套、圍裙。施工時務必打開窗戶，保持工作場所的良好通風。

安心吃、放心用，權威環境毒物專家教你輕鬆打造無毒生活

居家防黴，
為健康打底

　　雨季來臨時，一連好幾天陰雨綿綿，不少人開始發現居家環境長黴，不僅影響美觀，還有一股難聞的黴味。

　　台灣地處亞熱帶氣候，溫暖潮濕，適合微生物生長，很容易繁殖細菌及真菌，這是所有在這塊土地上生活的人們都有的惱人經驗，尤其有敏感體質的人，感受更是強烈。

　　黴菌是微生物的一種，來自植物表面的真菌孢子和細菌，廣泛存在空氣中。氣流受到擾動時，有可能會隨著氣流吹進室內各個角落，一旦形成舒適環境時，就會快速繁殖，所以發現黴菌時，一定要盡速清除，否則會形成黴斑。一旦出現黴害，不僅會損害家具、衣物、皮革包鞋、食物、建材，還會引起頭癬、足癬、深層性黴菌症，誘發皮膚、呼吸道、消化道感染，甚至成為過敏源，引起氣喘、過敏性鼻炎、結膜炎、蕁麻疹等過敏症。

　　黴菌有顏色，要發現它的蹤跡不難，常見的有黑色的黑黴菌、黃色的黃麴黴菌、青色的青黴菌等。黑黴菌會引起過敏，最常窩藏在縫隙中或廚房抹布裡，不妨每天檢查一下冰箱底下、家具、牆壁、瓷磚（洗臉台、馬桶下方）縫隙、抹布、衣物，是否有一團類似錢幣或碗狀大小的黑物。

黃麴黴菌最容易污染的是穀物、花生、玉米、小麥、豆類、稻米及製品等，它在發黴過程中會產生黃麴毒素，不只是過敏源之一，也是毒性最強的致癌物質。研究證實長期食用過量黃麴毒素，會造成肝臟代謝負擔，容易導致肝癌。所以若發現花生及製品、年糕、豆乾長出了黴，千萬不要以為洗一洗、重新烹調就可以食用，一定要立即丟棄。

青黴菌的存在同樣令人不舒服，不妨仔細檢查擺放在冰箱、置物櫃中的食物、食品、蔬果，以及皮革與陰暗牆角，如果發現一團青色菌落，就是青黴菌。

可怕的黴菌

黴菌是微生物的一種，來自植物表面的真菌孢子和細菌，廣泛存在空氣中。氣流受到擾動時，有可能會隨著氣流吹進室內各個角落，一旦形成舒適環境時，就會快速繁殖。

黑黴菌
會引起過敏，最常窩藏在冰箱底下、家具、牆壁、磁磚（洗臉台、馬桶下方）縫隙、抹布、衣物，是一團類似錢幣或碗狀大小的黑物。

黃麴黴菌
黃麴黴菌最容易污染穀物、花生、玉米、小麥、豆類、稻米等，它在發黴過程中會產生黃麴毒素，不只是過敏源之一，也是毒性最強的致癌物質。

青黴菌
仔細檢查擺放在冰箱、置物櫃中的食物、食品、蔬果，以及皮革與陰暗牆角，如果發現一團青色菌落，就是青黴菌。

安心吃、放心用，權威環境毒物專家教你輕鬆打造無毒生活

容易疏忽的黴味來源：中央空調設備

中央空調設備的系統，是黴菌孳生的溫床，也是容易疏忽的黴味來源。原因出在管線上面，中央空調設備有通風、排水各種管線，若是年久失修，或是管線施工不良，導致排水管線出現漏水現象，就容易遭到黴菌污染。大量孳生的孢子、菌絲會藉由通風管線快速傳遞到建築物內的各個角落，等於整個房間或整棟建築物都被黴菌大軍入侵，通常都是等到出現呼吸不順、過敏等不適毛病，經徹底檢查後，才發現黴菌來自中央空調設備。

有位醫師在家裡常有呼吸喘不過氣來的情況，直覺可能是空調系統出了什麼問題，請我去他的家裡實地了解一番。我問他家裝的是哪一種空調系統？他說是中央空調系統，我的心中有了譜，應該是中央空調系統長滿了黴菌。

於是我戴著護目鏡、手套、N-95防污口罩，全副配備，攀登梯子到達天花板處，掀開門後，看到中央空調系統的管線設備果然長滿黴菌，難怪會有呼吸不順的問題。

問題是管線怎麼會長黴菌呢？我仔細研究，發現是冷媒管保溫材的施工不良引起，致使水滴凝結在包材上，於是成為黴菌孳生的所在。我提供的解決之道就是重新置換天花板及中央空調系統，清除環境中的黴菌。而當室內環境有了改善之後，困擾他的呼吸不順問題也就迎刃而解了。

1.在浴室裡擺放擦拭專用的毛巾。

2.家中最後一位使用浴室者，在當天使用完後，要擦乾浴缸、洗臉盆。

3.在遷入新成屋之前，可請水電工師傅將「浴室抽風機」與「浴室電燈開關」獨立作業，彼此不受牽制。關掉電燈以後，抽風機仍可以繼續運作，直到浴室乾燥後再關掉。若天氣太潮濕的話，持續開二十四小時也沒有問題。如此一來，浴室較不易長黴菌。

4.家裡擺放溫、濕度計，隨時偵測，只要濕度達到六十度，就打開除濕機除濕。

5.開啟除濕機時，關緊門窗，可以提高除濕效果。天氣晴朗、濕度下降時，則打開窗戶，保持空氣對流。

6.在廚房放吸水性良好的毛巾或紙巾，隨時擦乾流理台及地面，保持乾燥。

7.定期檢查水龍頭、水管線是否有漏水、滴水現象，一經發現，立即修補。

8.陽光是殺菌、防黴的最好方法，天氣晴朗時，我一定會打開窗戶讓光線進入到室內，也會將衣物、家具置於陽光下曝曬。

三手菸
傷害兒童健康

　　無論你抽菸的理由是什麼，也許是情緒影響、有樣學樣，或者沒有什麼特殊理由，成為癮君子。但我常告訴身邊的父母朋友，為了下一代健康，一定要戒菸。

　　政府已明令禁止在公共場所抽菸，有人覺得自己沒有在室內抽菸，每次抽菸都在戶外，不可能影響孩子的健康。但真實情況是吸菸後附著在衣服、頭髮和皮膚的尼古丁殘餘化學物會形成「三手菸」，回到家後尼古丁物質也會四處傳播，無論有沒有接觸到小朋友，這些殘留化學物質都會造成影響。

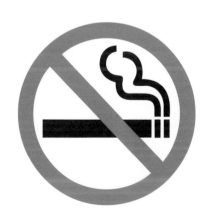

　　如果在客廳、衛浴或房間內抽菸，長時間的煙霧瀰漫，牆壁、家具、地毯、靠墊、窗簾、電器等物品都會吸咐或殘留菸草的殘餘化學物質，這些黏附、沾染在瓷磚、裝潢、家具表面的尼古丁有毒物質，不會在數小時之內消失，且會殘留數週，甚至數月之久。

有人以為抽菸時或抽完菸後，打開窗戶或電風扇，菸臭味就會消散，其實無濟於事，菸草殘餘物會形成三手菸，繼續危害健康。原因是香菸燃燒過程中，裡面所含各種有害物質及數十種致癌物質會跟著揮發出來，而且久久不散。目前研究指出，至少半年以內不會輕易消散。我要表達的是，只要幼童在菸害房間內長時間進出，或坐、或臥、或爬，都會沾染到三手菸，他們的健康堪虞。

　　三手菸對兒童健康的影響不小，身為家長一定要想辦法排除菸害環境，給孩子一個乾淨的學習及成長環境。

　　菸害對兒童的影響有如下幾點：

　　1.認知能力出現缺陷：煙霧中的有毒微粒已經證實會干擾神經系統，影響兒童認知能力，無論是學習力、閱讀能力、理解力都會比正常孩子來得差。

　　2.引起嬰幼兒呼吸系統問題：這是目前最新的發現，三手菸會降低嬰幼兒的抵抗力，體質變得很敏感，易誘發嬰幼兒氣喘機率，以及提高中耳炎風險等。氣喘是一種異位性體質，中耳炎是耳朵遭到細菌、病毒感染，是幼兒常見的急慢性小兒病，但根據國民健康署一〇三年國人吸菸行為調查結果顯示，嬰幼兒氣喘與長期暴露二手菸、三手菸環境，無論是十八個月牙牙學語的小小孩，或是已經長大要上幼稚園的三歲和五歲孩童，暴露於二手菸比率都偏高。

　　3.有致癌之虞：尼古丁是香菸中的有害物質，有研究發現，當尼古丁黏附在牆壁、家具、窗簾上所形成的三手菸，具有強烈

黏性，容易吸咐與空氣中的污染物質亞硝酸，尼古丁與亞硝酸起了化學反應後，會形成亞硝胺（TSNAs），這是菸草特有的致癌物質。

如果居住空間是大廈樓層，尼古丁菸害物質常會與住家裝潢的甲醛、揮發性有機化合物、懸浮微粒、微生物、二氧化碳等室內污染物結合後，發展成為「病態大樓症候群」（Sick Building Syndrome, SBS），讓在大樓中生活的住戶或工作的員工出現喉嚨乾燥、皮膚紅腫發癢、頭痛、易疲倦、精神不集中、咳嗽胸悶等症狀，以為自己生病了！其實是室內空間累積太多污染物，因而成為環境受害者。

維護健康人人有責，為了自己、家人及其他人的健康，就從戒菸開始吧。

菸害對兒童的不良影響

認知能力出現缺陷
煙霧中的有毒微粒已經證實會干擾神經系統，影響兒童認知能力，無論是學習力、閱讀能力、理解力都會比正常孩子來得差。

引起嬰幼兒呼吸系統問題
三手菸會降低嬰幼兒的抵抗力，體質變得很敏感，易誘發嬰幼兒氣喘機率，以及提高中耳炎風險等。

致癌
香菸中的尼古丁具有強烈黏性，容易吸咐與空氣中的污染物質起化學反應後，形成亞硝胺（TSNAs），進而致癌。

無菸環境類型

分類	菸害防制法規定	場所舉例
室內全禁菸 戶外全禁菸	醫療機構、高級中等以下學校、供兒童及少年教育或活動為主要目的之場所、製造儲存或販賣易燃易爆物品之場所	托兒所、幼稚園、國小、國中、高中（職）、動物園、加油站、兒童育樂中心、公園中的兒童遊戲區、煉油廠等
室內全禁菸 戶外指定點可吸菸	大專校院、圖書館、博物館、美術館及其他文化或社會教育機構；室外體育場、游泳池或其他供公眾休閒、娛樂場所	大專校院、故宮博物院、自由廣場、戶外籃球場、高爾夫球場、國父紀念館、戶外網球場、戶外棒球場、戶外游泳池等
室內全禁菸 戶外未禁菸	公共場所：供公眾休閒娛樂、供公共使用之室內場所 工作場所：三人以上共用之室內工作場所	辦公大樓、網咖、KTV、公家機關、撞球館、銀行、小巨蛋、電影院、會議室、健身房、郵局、電信局等
室內可設吸菸室 戶外指定點可吸菸	老人福利機構	仁愛之家、廣慈博愛院等
室內可設吸菸室 戶外未禁菸	旅館、商場、餐飲店或其他供公眾消費之場所	飯店、百貨公司、餐廳等
室內、戶外 均未禁菸	半戶外開放空間之餐飲場所、雪茄館、下午九點以後開始營業且十八歲以上始能進入之酒吧、視聽歌唱場所	騎樓、馬路、住宅、半戶外之麵攤、雪茄館、晚上九點以後才開始營業的酒店等

3C 產品、電池有重金屬，
用完一定要回收

　　隨著3C產品的普及，內含的電池、各式金屬、塑料材質已成為住屋空間的隱形毒害。如果對於用完後的廢電池、廢機殼、印刷電路板放任不管，任意丟棄，沒有做好資源回收，不只我們這一代的健康會受到傷害，還會延續到接下來好幾代。

　　電池種類繁多，有碳鋅電池、鹼性電池、汞電池、氧化銀電池、鎳鎘電池、鎳氫電池，但無論是哪一種電池，都含有汞、鎘、鉛、錳、鋅、鎳、鎘、銀等重金屬，只是不同類型，重金屬比例有所差異。翻閱全球汞毒、鎘毒、鉛毒等重金屬的污染研究報告，多不勝數，每次看到重金屬對人體危害的圖片，都令我不忍卒睹，所

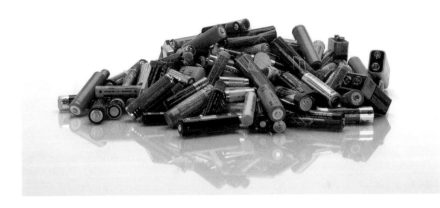

以每次提到廢電池，都會呼籲大家使用完的廢電池，必須專業回收處理，才能降低毒物對環境的破壞，以及避免透過食物鏈的循環危害到人體健康。

若沒有使用專業回收，而是採用一般垃圾常用的掩埋、焚化方式處理的話，可能會造成二次污染。電池經過長期掩埋後，所含的鎳、鎘、汞、錳等重金屬，會形成土壤、水源污染，影響農作物生長及飲用水的乾淨度，若又不慎透過飲食、呼吸、皮膚接觸進入人體後，自會損害人體健康；電池若採用焚化處理，以鎘為例，在高溫處理下，會揮發成鎘蒸氣排放至大氣中，成為空氣污染，不慎長期吸入鎘蒸氣，肺臟容易受到傷害，有可能形成肺纖維化，提高肺氣腫、肺阻塞的致病機率。

我及研究團隊發現底泥中沉積的無機汞，會由厭氧菌作用轉成甲基汞、二甲基汞，再被河流生物吸收，經食物鏈對人體造成危害。也就是說，廢電池未採用資源回收設施進行專業處理，環境中的土壤、空氣、水質均有可能會遭到污染或二次污染，恐會對環境造成危害風險。長期積蓄人體難以排除，會損害神經、消化、內分泌系統，出現認知功能障礙、引起不孕症、產生畸形兒的可能性，甚至有基因突變、致癌之虞。

至於廢3C產品，裡面含有不少貴重重金屬，如銀、鉑、鉍、鈷、鎵、鍶、鉭、金、銅、鐵、鋁，可以透過資源回收，達到再利用目的。另外它們也含有鎘、鉛、汞等重金屬及含溴耐燃劑，一樣需透過資源回收專業處理，避免再對自然環境及人體健康造成巨大傷害。

安心吃、放心用，權威環境毒物專家教你輕鬆打造無毒生活

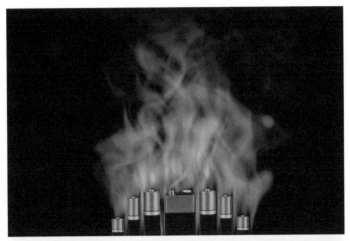

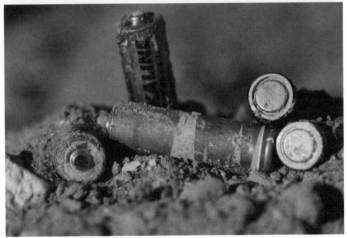

電池經過長期掩埋後，所含的重金屬會形成土壤、水源污染，影響農作物及飲用水，最後導致人體健康受到危害；電池若採用焚化處理，在高溫處理下，會成為空氣污染，不慎長期吸入，會導致肺臟致病機率增高。

資源回收 Tips

- 為了環保及維護永續乾淨的環境，務必養成將廢電池、廢3C產品回收的好習慣，一方面可以降低暴露有毒物質的接觸機會，另一方面還可以達到資源再利用目的。

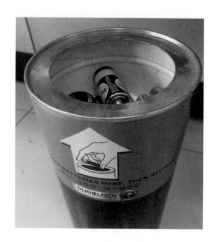

- 全國各地的垃圾車均有資源回收車，可將不需要使用的3C產品交由清潔隊回收。此外環保署網頁可查詢回收業者資料及是否有回饋金辦法。

- 全國各地均有資源回收點，可以多加利用，包括：連鎖超商及藥妝店、交通場站便利商店、地方環保機關核可回收商、超市、量販店、社區學校回收點、無線器材通訊行、攝影器材行、照相沖印店等等，都是最便利的資源回收地點，家中有廢乾電池、廢光碟片、廢筆電、廢手機、手機座充／旅充都可以送到這些地點進行回收作業。

安心吃、放心用，權威環境毒物專家教你輕鬆打造無毒生活

香氛用品
是健康未爆彈

　　我發現身邊一些喜歡香氛的女性朋友，不只會隨身攜帶各式精油，隨時抹幾滴，還會邀請朋友共享。不知大家有沒有思考過，是否有其他物質存在，才能讓香氣持久？

　　由天然植物當中萃取出來的天然香氣，具有維持情緒寧靜、平穩、自信及溫暖作用，這些天然香氛氣味來自植物中揮發性成分的特殊香味，經萃取提煉後成為香精，穩定性不高，很容易逸散在空氣之中，即便密封在玻璃瓶內，打開蓋子以後，香氣一樣會逐漸散去。為了不讓香氣在空氣中飄散，香料業者會使用「定香劑」做為保存劑，以維持香氣散發的順暢度。鄰苯二甲酸二乙酯（DEP，俗稱塑化劑）是定香劑最常使用的成分之一，常見於與香氛有關的美妝日用品，如香水、指甲油、香氛包、體香劑、髮膠、沐浴乳、香皂、洗髮乳、口紅當中。

　　美國官方曾於二〇〇二年、二〇〇五年進行香氛產品抽檢，歐盟也同樣於二〇〇二年進行類似檢驗，塑化劑檢出率皆高於60%。有些業者解釋添加在體香劑、香水、沐浴乳中的塑化劑屬於大分子物質，不易被皮膚吸收，果真是如此嗎？

　　於是研究人員設計了一項研究，蒐集成年男女受試者晚上睡

覺前的尿液，測試尿液中塑化劑的濃度，並請他們將含有塑化劑的體香劑、香水、沐浴乳等產品塗抹在臉上、手上、身上，待隔日醒來後，蒐集他們的第一泡尿液，再查看尿液中塑化劑的濃度。結果發現尿液中的塑化劑濃度很高，代表香氛中的塑化劑仍然會被人體吸收，原因是這類香氛產品含有不少促進皮膚吸收的輔助劑，會增加皮膚通透性，促進塑化劑被人體吸收的速度。

目前市售香氛產品，有不少製劑成分已經作了調整，且宣稱「無添加塑化劑」，但是台北市政府曾抽檢國內美妝產品的塑化劑含量，發現直銷公司販售的化妝品、個人生活日用品，塑化劑含量仍然偏高。二○一五年國家衛生研究院最新塑化劑調查研究也發現，檢驗男性與女性的尿液，女性尿液中的塑化劑代謝濃度比男性高，而且高出二到五成，年齡十八到四十歲的女性濃度最高，研究者推測應與女性長期使用美容產品相關。

許多年紀還小的小朋友、國高中生，為了參加各種表演活動，會使用大人的化妝品，特別是參加時下年輕人流行的動漫角色扮演活動，他們將自己從頭到腳打扮成與卡通、遊戲中角色一模一樣的造型，暴露塑化劑的風險相對提高。

具有香味的產品帶來感官，甚至刺激大腦產生購買行為，只是香氣背後隱藏著塑化劑的毒素，不可不慎。

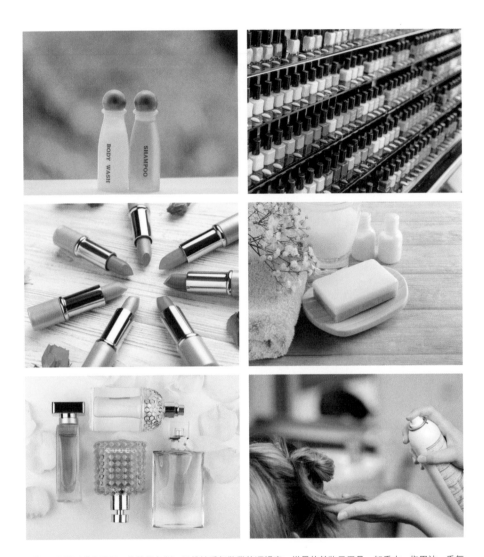

香氛用品常以「定香劑」作為保存劑，以維持香氣散發的順暢度。常見的美妝日用品，如香水、指甲油、香氛包、體香劑、髮膠、沐浴乳、香皂、洗髮乳、口紅等等。

1. 盡量避免使用添加香精的美妝、個人用品，才能降低暴露塑化劑風險。如果因工作必須上妝的朋友，一定要徹底卸妝。

2. 建議因工作需求必須使用髮膠的朋友，務必減少使用頻率，有需要時，盡量挑選質地清淡、沒香味的髮膠，且使用以後一定要清洗，最好洗個兩、三遍，徹底洗乾淨。

3. 購買香氛產品時一定要詳看成分標示，若出現以下這些英文名稱時，就表示添加塑化劑，最好避免選購，或者降低使用頻率：

   - Dimethyl phthalate（DMP）

   - Diethyl phthalate（DEP）

   - Dibutyl phthalate（DBP）

   - Benzyl butyl phthalate（BBP）

   - Bis（2-ethylhexyl）phthalate又稱Di（2-ethylhexyl）phthalate（DEHP）

   - Bis（2-methoxyethyl）phthalate又稱Dimethoxyethyl phthalate（DMEP）

   - Diisopentylphthalate （DIPP）

   - Di-n-pentyl phthalate（DnPP）

   - Di-n-octyl phthalate（DnOP）

＊註：目前化妝品添加塑化劑受到衛福部衛生條例管理，不得添加鄰苯二酸酯類（塑化劑）成分，但化妝品製造過程中，倘若技術無法避免，仍會自然殘留微量塑化劑成分，挑選時需注意這類資訊。

讓孩子
爬行巧拼地墊很危險

　　許多父母為了替孩子打造一個安全的遊戲空間而購買巧拼地墊地板，它的質地軟、彈性佳，不用時可以拆卸，收納方便又好清洗，受到父母們的青睞；而因為是要給小朋友使用的，顏色鮮豔、有可愛的卡通圖案，自然就成為首選。

　　巧拼地墊材質多為發泡聚乙烯（PS）或聚氯乙烯（PVC），製造過程會添加塑化劑，增加安定性，隨著溫度增高，濃度也會暴增。倘若寶寶的雙手雙腳經常接觸地墊很容易暴露在塑化劑風險之中，如果此時嘴裡又含著安撫奶嘴、手裡拿著各式塑膠玩具，也提高了體內塑化劑濃度。

　　不只地墊本身會溶出塑化劑，家中擺設的電視機、電腦、電風扇外殼、電線外皮也都是PVC塑膠製品，一旦溫度升高到35～38℃，就會釋放塑化劑，並堆積於地墊上。根據一項「塑化劑堆積地板、窗簾、桌面的高低濃度」的研究發現，堆積在地板上的塑化劑最高，如果地板上又鋪上巧拼地墊，塑化劑濃度肯定升高，孩子暴露劑量相對提高。

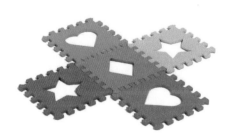

市面上還有一種宣稱符合SGS檢驗、不含塑化劑的「EVA樹脂巧拼地墊」，雖不含塑化劑，卻含有甲醯胺，它同樣是毒性物質，長期接觸或是吸入身體會刺激皮膚，引起皮膚炎或過敏，甚至影響孩子的中樞神經、生殖系統；孕婦吸入過量甲醯胺，也會引起新生兒缺陷之虞。

甲醯胺已被環保署公告列管為毒性化學物質，禁止用在兒童用品、塑膠地板，但仍有不少廠商違法添加，而且與標示不符。民國一〇三年消基會與標檢局合作，在北部及南部量販店共抽檢二十件素面、有圖案的巧拼地墊，其中不乏EVA材質，檢驗項目包括「中文標示」、「甲醛釋出量」、「可遷移元素含量」、「塑化劑含量」及「甲醯胺」等國家標準規定，檢驗結果多半不符合規定。

許多廠商宣稱產品不含毒素，經抽查檢驗，不只含有毒素，甚至還超標。另外來自中國、越南及其他國家製造的劣質含毒巧拼地墊，往往流竄於菜市場、夜市及流動攤販之間，為了兒童的健康著想，我不建議家長使用巧拼地墊。

環毒博士這樣做 ✓

1. 不使用巧拼地墊，少讓孩子在塑膠巧拼地板上吃東西、玩耍、睡覺。不妨將涼蓆鋪在地上，再將棉被或毯子鋪在涼蓆上，方便嬰幼兒坐、爬、臥、睡。

2. 若嬰幼兒接觸巧拼地墊時，要避免讓他們將手伸進嘴裡，防止有毒物質進入體內。離開巧拼地墊後，一定要洗淨雙手、雙腳。

安心吃、放心用，權威環境毒物專家教你輕鬆打造無毒生活

防火建材的「阻燃劑」，
是罹癌的「助燃劑」

　　火災是令人害怕的災難之一，為了符合現代社會對於防火安全的高度需要，政府制定了各項嚴格規範，凡是消耗性電器產品的塑膠外殼、家具、電線外皮、建築材料、家用品（沙發座椅、紡織品、窗簾、地毯、室內裝潢品、嬰兒及兒童產品、寵物用品），必須依法規標準添加火焰「阻燃劑」，這是一種阻絕材料，目的是阻擋火焰蔓延，延長逃亡及撲滅火勢的時間。

　　在各種產品中添加阻燃劑的防火策略很高明，不僅可以挽救生命、預防火災帶來的危害，同時降低因火災而衍生的經濟成本。只是身為台灣室內環境品質學會理事長，長期推廣室內環境品質，我對防火安全需求的阻燃劑，卻抱持著不一樣的看法。

　　人類使用阻燃劑達到降低易燃性及遏止火災擴大的歷史很長，明礬是最早的阻燃劑，到了現在，已有兩百多種阻燃劑，依照種類大致上可分為氯化阻燃劑、含磷阻燃劑、含氮阻燃劑、溴化阻燃劑及無機阻燃劑等，其中氯化阻燃劑因為熱穩定性高、低揮發性及火燄阻燃性高，使用過一段很長的時間，又以多氯聯苯（PCB）為最大宗。不過經研究發現，多氯聯苯毒性很高，是一種類戴奧辛的致癌毒物，大量存在四周環境之中，土壤、河川、空氣裡都有多

氯聯苯的蹤跡，目前已被各國禁用。

　　由於多氯聯苯有致癌性，一九七〇年代之後，各國多改採毒性較低的「溴化阻燃劑」，理由是價格低廉，阻燃效果極佳，主要應用在電子電器產品、建材、紡織品、家具中，像印刷電路板、連接器、塑膠外殼、電線電纜、沙發、窗簾、汽車兒童安全座椅、寵物用品等。

　　溴化阻燃劑的類型很多，最常使用的有三大類：十溴聯苯醚、八溴聯苯醚、多溴二苯醚。到了三十年後的現在，不少科學家發現環境中多溴二苯醚濃度很高，便展開毒性危害研究，並積極推動限用或禁用，目前八溴聯苯醚、多溴二苯醚被列為第一類毒性物質，已不再生產，十溴聯苯醚成為目前阻燃劑的大宗。

　　多溴二苯醚（Polybrominated diphenyl ethers, PBDEs）具持久性，是不易分解且易造成生物蓄積的環境荷爾蒙物質。聯合國環境規劃署推動的斯德哥爾摩公約已將四溴二苯醚、五溴二苯醚、

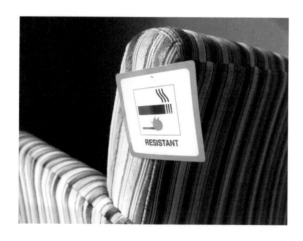

凡消耗性電器產品的塑膠外殼、家具、電線外皮、建築材料、家用品（沙發座椅、紡織品等），必須依法規標準添加火焰「阻燃劑」。

六溴二苯醚、七溴二苯醚、
八溴二苯醚及六溴聯苯納入
持久性污染物質中。

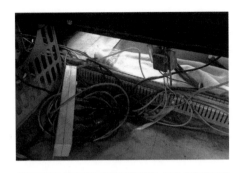

有人曾經問過我一個問
題：既然多溴二苯醚被禁止
使用了，受到的負面影響應
該會降低？但是大家有沒有
想過，以前使用的舊產品會

電器用品的電線幾乎都是塑膠材質，塑化劑很容易釋
放出來。如果又沾附厚厚灰塵，常會形成粉塵微粒，
再散布到空氣之中，被人體接觸或吸收。

持續地揮發在空氣當中，尤其是經常使用的電腦、電風扇，會助
長苯醚的釋放，吸入更多毒素。我曾經研究過台灣居家的灰塵堆
積量，發現客廳、地板和沙發灰塵中的DEHP高達一六四三點六微
克，是全球最高。

檢查一下，你就可以輕易發現各個電器用品的電線，幾乎都
是塑膠材質。只要長時間使用電腦、電風扇、冷氣等電器，電線溫
度持續升高後，隱身其中的塑化劑很容易釋放出來。如果電線又沾
附厚厚灰塵，常會吸咐塑化劑，形成粉塵微粒，再散布到空氣之
中，容易被人體接觸或吸收。我很重視電腦、印表機及附屬電線的
清掃工作，就是為了降低暴露量，我也會建議大家跟著做，這是降
低塑化劑的基本功，可以降低暴露風險。 此外，相關單位及廠商
應該開發各式環保阻燃劑，這才是解決之道。

1.降低使用電器產品的頻率,使用後記得關掉開關。

2.經常清拭電腦、印表機及附屬電線,避免灰塵堆積。

3.勤洗手是最簡單的做法,尤其是吃飯前更應先將手洗乾淨。

4.多溴二苯醚會揮發至空氣中,再經水氣、土壤及食物鏈循環,最後進入人體,尤其會囤積在魚、肉類的脂肪中,所以宜少吃脂肪,多吃蔬果,降低毒素的攝取。

日用品藏鉛毒

　　民國一〇四年十月份，新聞媒體曾揭露台灣自來水公司與台北自來水事業處轄下的五十個淨水場，有半數也就是二十五個淨水場的供水，被驗出鉛含量從每公升零點二五到七點七六微克不等。由於台北市、新北市、新竹市、新竹縣、苗栗縣、宜蘭縣及花蓮縣七個縣市，約有三萬六千戶居民是透過鉛管供水的，那段時間人心惶惶，擔心「會不會鉛中毒」？

　　民眾的擔心其來有自，全世界鉛中毒的事件頻傳，甚至可以追溯到羅馬帝國的滅亡。考古學家在羅馬人遺骸中檢測出高濃度的鉛，就連古羅馬最後一任皇帝尼祿遺骸中的鉛濃度一樣很高，不少醫學界人士懷疑這是導致尼祿皇帝精神失常，成為暴君的主因，造成羅馬帝國間接滅亡。

　　為什麼羅馬人會發生鉛中毒？考古學家推測與長期喝下鉛酒有關。古羅馬人、古希臘貴族流行使用鉛製酒杯飲酒，還會使用鉛桶熬煮葡萄汁，再將濃郁葡萄漿汁釀製成香醇甜酒。由於鉛與葡萄有機酸結合後會形成醋酸鉛（Lead acetate），口感濃郁香甜，容易使人上癮，因此長期使用鉛杯飲酒，無形中成為慢性鉛中毒的受害者，不少孕婦流產，很多人智力發育受損、精神異常。

鉛中毒事件並未隨著羅馬帝國滅亡而消失。中國大陸陝西、湖南、浙江一帶，有不少生產化工、鉛製品廠商未做好污水處理，排放的鉛污染廢水流入河中，居民飲用後，出現大規模鉛中毒事件。二〇一五年十月美國中西部密西根州的佛林特市（Flint）自來水系統被檢測出水中鉛含量過高，在特定樣本中發現每公升一萬三千兩百微克（ppd）超高標的污染數據，遠超過飲用安全上限的15ppd或生化廢棄物等級5000ppd，只是當地近十萬名居民已經喝下十八個月的超標鉛水，前美國總統歐巴馬為此宣布當地進入緊急狀態（state of emergency），並提撥五百萬美金進行援助，情況相當危急。

鉛是重金屬，然而很少以單一形態出現，常會與其他元素糅合在一起，再變身各種形式進入到我們的生活之中。不論是食品、衣物用品、藥品都有鉛的蹤跡，除了鉛容器、鉛水管以外，還有彩釉瓷碗、彩妝品（口紅、眼影等）、油漆、中藥、鮮豔玩具、鮮豔衣物使用的塗料等都可能含鉛，匈牙利甚至曾經發現匈牙利燉牛肉所使用的紅椒粉佐料，混入了紅色的氧化鉛（PbO），讓人防不勝防。

鉛元素進入身體後，會隨著血液侵入全身腦、腎、肝細胞及骨骼之中，而且不易排出體外，容易蓄積體內。當血液中鉛濃度超標，就會被診斷為「鉛中毒」，容易造成神經、消化、泌尿系統、心血管和內分泌功能損傷，常會出現失眠、嗜睡、面色蒼白、心悸、腰痛、水腫、蛋白尿、血尿、噁心嘔吐、食欲不振、腹脹、便秘、眩暈、煩躁等症狀，這些症狀又常與其他疾病症狀類似，常不易被發現是鉛中毒。

孩童由於生理器官尚未發育完全，新陳代謝速率又較成人

快，受到鉛危害的程度更為嚴重，會影響到他們的智力及神經系統的發育成長。因此家有嬰幼兒的家長，更需謹慎防範，避免鉛毒進入家裡，影響孩童的健康。

鉛中毒對人體的影響

智力	影響學習力、協調力，可能造成阿茲海默症。
免疫系統	會影響免疫系統吞噬細胞反應，提升感染風險。
神經系統	影響中樞神經，會出現抽搐、幻想、腦水腫、腦壓上升，也會形成周邊運動。
神經病變	有肌肉無力、顫抖、麻痺等症狀。
血液系統	會有血色素合成受阻、紅血球生命期縮短情況，導致貧血。
泌尿系統	會影響腎臟間質性纖維化、腎血管硬化而造成高血壓、腎衰竭。
消化系統	會影響腸胃不舒服，像腹痛、噁心、嘔吐、厭食、便秘或味覺異常。
生殖系統	導致不孕症，若懷孕時暴露於過多的鉛，可造成流產及新生兒發育障礙。
慢性病	因為影響血液、消化、泌尿系統，容易發生糖尿病、高血脂、腎臟病等慢性病。

鉛水管

1. 每天早晨打開水龍頭後，先讓水排放二至三分鐘，將沉積在水管中的鉛元素排出。不可飲用，也不可做為洗臉、刷牙用途。

2. 挑選水龍頭和管材時，宜選具有經濟部標準檢驗局標章的安全產品。

3. 對於家中水質有疑慮時，可考慮安裝一台符合安全標準的濾水器。

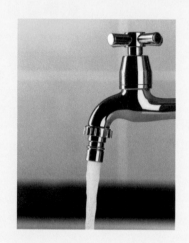

鉛油漆

1. 裝潢油漆時，宜選用綠建材標章的水性漆，避免使用油性漆，或來路不明的劣質油漆。

2. 公園涼亭、兒童遊樂及健身器材等設施，所使用的外層塗漆，多半是工業油漆，裡面含有鉛、鉻、砷、鎘等重金屬，受到風吹雨淋的侵蝕後，油漆常會剝落嚴重，建議使用這類設施後，需勤洗手、洗腳，可洗掉沾在身體上的油漆或重金屬成分。也不要將雙手放進嘴裡，避免提高重金屬的暴露劑量。

彩釉瓷碗

1.挑選瓷碗、瓷碟、酒杯時，優先選擇裡外層皆沒有花紋的白色款式，其次為外層有花紋，裡層為白色款。裡外皆有花紋的碗款、杯款，可當作擺飾品，不要做為食器。

2.挑選筷子時，以原色為佳。

含鉛塗料

1.顏色越鮮豔的塗料，鉛的成分就越高，特別是糖果紙、彩色吸管、玩具、彩色筆，都要小心可能含有鉛成分，選購時請確認有安全標章再購買。

2.色彩鮮豔的玩具、色筆、用品，盡量不要拿給嬰幼兒把玩。使用後勤洗手。

含鉛中藥

1.國內中藥材的來源近九成來自中國大陸，民國一○二年起衛福部中醫藥司提出「中藥材邊境管理」條例，約一半以上的中藥材都需列入查驗項目，目前已經降低中藥含鉛比例。中藥含鉛情況雖然逐漸減少，卻沒有完全根除，使用中藥藥劑時，仍需注意安全可靠性，尤其要避免使用來路不明或欠缺安全管理的藥物。

2.選擇大一點的、老字號的中藥行購買，降低買到黑心商品的風險。

國家圖書館出版品預行編目資料

安心吃、放心用，權威環境毒物專家教你輕鬆
打造無毒生活 / 李俊璋 著 .-- 初版 .--
臺北市：平裝本 . 2017.10 面；公分
（平安叢書；第 572 種）（真健康；55）

1. 健康法 2. 保健常識

ISBN 978-986-95069-7-7（平裝）

411.1   106016851

平安叢書第 572 種
真健康 55

安心吃、放心用，
權威環境毒物專家教你
輕鬆打造無毒生活

作　　者—李俊璋
發 行 人—平雲
出版發行—平安文化有限公司
　　　　　台北市敦化北路 120 巷 50 號
　　　　　電話◎ 02-2716-8888
　　　　　郵撥帳號◎ 18420815 號
　　　　　皇冠出版社（香港）有限公司
　　　　　香港上環文咸東街 50 號寶恒商業中心
　　　　　23 樓 2301-3 室
　　　　　電話◎ 2529-1778　傳真◎ 2527-0904
總 編 輯—龔橞甄
責任編輯—張懿祥
美術設計—嚴昱琳
著作完成日期— 2017 年 8 月
初版一刷日期— 2017 年 10 月

法律顧問—王惠光律師
有著作權 ‧ 翻印必究
如有破損或裝訂錯誤，請寄回本社更換
讀者服務傳真專線◎ 02-27150507
電腦編號◎ 524055
ISBN ◎ 978-986-95069-7-7
Printed in Taiwan
本書定價◎新台幣 320 元 / 港幣 107 元

‧【真健康】官網：www.crown.com.tw/book/health
‧皇冠讀樂網：www.crown.com.tw
‧皇冠Facebook：www.facebook.com/crownbook
‧皇冠Instagram：www.instagram.com/crownbook1954
‧小王子的編輯夢：crownbook.pixnet.net/blog